中央高水平医院临床科研业务费（2022-PUMCH-B-010）

协和泌尿外科腹腔镜手术例释

主 编 赵 欣 张玉石

中国协和医科大学出版社
北京

图书在版编目（CIP）数据

协和泌尿外科腹腔镜手术例释 / 赵欣，张玉石主编
. —北京：中国协和医科大学出版社，2023.9
ISBN 978-7-5679-2237-2

Ⅰ.①协… Ⅱ.①赵…②张… Ⅲ.①腹腔镜检－泌
尿系统外科手术－病案 Ⅳ.① R699

中国国家版本馆 CIP 数据核字（2023）第 135061 号

协和泌尿外科腹腔镜手术例释

主　　编：赵　欣　张玉石
责任编辑：李元君
封面设计：锋尚设计
责任校对：张　麓
责任印制：张　岱

出版发行　**中国协和医科大学出版社**
　　　　　（北京市东城区东单三条9号　邮编100730　电话010-65260431）
网　　址：www.pumcp.com
经　　销：新华书店总店北京发行所
印　　刷：小森印刷（北京）有限公司
开　　本：787mm×1092mm　　　1/16
印　　张：12.75
字　　数：270千字
版　　次：2023年9月第1版
印　　次：2023年9月第1次印刷
定　　价：128.00元

ISBN 978-7-5679-2237-2

编者名单

主　审　李汉忠　纪志刚
主　编　赵　欣　张玉石
副主编　周家权　王文达
编　者（按姓氏笔画排序）

王　栋　北京协和医院	王文达　北京协和医院
邓建华　北京协和医院	东　洁　北京协和医院
叶子兴　北京协和医院	刘一鸿　郑州市第七人民医院
李亚囡　北京协和医院	邱东旭　北京协和医院
张玉石　北京协和医院	张学斌　北京协和医院
易　浩　西藏自治区人民医院	周家权　海南省人民医院
周敬敏　北京协和医院	郑国洋　北京协和医院
赵　扬　北京协和医院	赵　欣　北京协和医院
赵　奕　北京协和医院	徐维锋　北京协和医院
黄钟明　北京协和医院	谢　燚　北京协和医院
樊　华　北京协和医院	

序 一

作为北京协和医院泌尿外科的老主任，也作为将腹腔镜技术引入北京协和医院泌尿外科的先行者，我看着年青一代的医生逐渐成长起来，也看着泌尿外科腹腔镜技术的逐渐进步和成熟。我倍感荣幸地为《协和泌尿外科腹腔镜手术例释》撰写序言。这本书旨在将临床实践与理论相融合，为医学领域的新生力量提供有益的参考。

"不积跬步，无以至千里；不积小流，无以成江海。"这句话深刻阐释了任何成功的基础都来自积累和持续努力。泌尿外科腹腔镜手术，作为技术和科学的结合，正是在无数优秀医生的日积月累的实践中，不断发展壮大的。我们主张从临床实际出发，关注技术的传承与创新，激励更多的年轻医生在这个领域不断精进。

在《协和泌尿外科腹腔镜手术例释》中，我们希望不仅是一种医学技术的传授，更是一种医学精神的传承。手术的技巧不仅在于器械的运用，更在于医生对人体生理结构的熟知、对病患的全面了解，以及在实践中不断地反思、总结和改进。

这本书的编写者们精选了一系列临床案例，以真实世界作为教学背景，传达了一种面对挑战、勇攀科学高峰的精神，希望激发新一代医生独立思考、继续探索、开拓和创新的热情，让他们在这个领域里独树一帜。

我想借此机会向所有为这部《协和泌尿外科腹腔镜手术例释》付出辛勤努力的编写者们表示衷心的感谢。最后，我想对广大年轻医生提出一些建议。

1. 勇攀高峰，永不停歇　在医学领域，由于泌尿外科腹腔镜技术的发展日新月异，我们要保持敏锐的洞察力，勇于接受新知识和技术，不断提高自己的技术水平。

2. 实事求是，追求真实　在探索和学习的过程中，务必以真实案例为基础，汲取经验教训，形成自己的独特见解，从而提升自己的实际操作能力。

3. 关注患者，以人为本　医学的最终目的是造福患者，我们应始终关注患者的需求和利益，把患者的生命安全和健康放在首位，实现医患共同进步。

4. 虚心学习，持续进步　医学是一门需要毕生学习和钻研的科学。我们要抱着虚心好学的态度，不断学习、反思和总结，力求在医学领域取得更高的成就。

5. 探索创新，发扬医学精神　勇敢地发挥自己的想象力和创造力，不断探索医学的新领域和新方法，为医学事业的发展做出更大的贡献。

祝愿每一位读者阅读本书时，都能够汲取有益的知识，感受到医学精神的传承，为泌尿外科领域的进步尽一份绵薄之力。

李汉忠

北京协和医院

序 二

　　我很荣幸地向尊敬的读者介绍这本很有特点的专著。这本书汇集了众多一线泌尿外科医生的知识和经验。不同于传统的手术学专著，它关注于真实的病例，以期更贴近临床实际情况，提供一个基于病例的实用的手术图集。

　　本书旨在通过具体的手术案例让读者全面了解各种腹腔镜泌尿外科手术的原理、技术，通过详细描述和高质量插图展示不同病例所采用的手术思路和手术技术。

　　本书的一个明显特点是实战性，为读者提供了一种真实而丰富的学习体验。其精选了各种病例，有些手术可能并不完美，但提供了关于腹腔镜手术的真实情况；强调从真实案例中学习的重要性，希望让读者掌握在临床实践中应对具体问题所需的知识和技能，以及在手术过程中根据实际情况调整手术思路和方法的判断能力。

　　为了进一步优化学习体验，本书包含了与文本配套的丰富视频库，这能让读者有机会亲眼观看手术过程，并提供更具沉浸感的学习体验。希望弥合理论知识与实际应用之间的鸿沟，培养年轻医生对腹腔镜技术和原理的更深入了解。

　　除了大量手术图片和视频外，本书还有专家点评泌尿外科腹腔镜手术可能发生的并发症和术后管理等相关内容。这些信息可以帮助读者识别手术潜在风险，制定合适的策略以确保患者获得最佳疗效，以及全面了解术后恢复过程。

　　本书着重于展现真实病例处理过程，这一方法使其区别于传统的科学专著，读者能从具体的手术过程中看到不足，并通过术后专家的点评复盘整个手术过程。我们相信这种方式将受到新手和有经验的从业者的欢迎，这使他们能够快速提高技能，克服挑战，最终改善患者的预后。

　　我要对所有为这本书贡献自己专业知识、见解和专注于泌尿外科腹腔镜手术的编者们表示深切的感激。他们致力推动该领域的发展，并与泌尿外科的未来一代分享知识和经验，这着实是值得赞扬的。同时，我还要感谢我们的读者选择这本书，我相信这本书将成为您在泌尿外科腹腔镜手术领域追求卓越过程中的宝贵资源。

　　当您开始翻阅这本书时，我鼓励您拥抱这些手术病例的成功和不完美。通过反思、持续改进以及将理论知识与实践经验相结合，您无疑将在泌尿外科腹腔镜手术领域取得真正的进步。

纪志刚

北京协和医院

前 言

　　作为本书的主编，我们非常荣幸地向大家介绍这部实战性的著作。我们将临床实践中的真实案例进行汇编，为广大泌尿外科医生提供一本具有实用价值的手术指导书。本书的编写，旨在为从事泌尿外科的医生提供实践经验、技巧传授和专家建议，帮助他们提高手术技巧，最终为患者提供更优质的医疗服务。

　　本书共分为两个部分，涵盖了从腹腔镜手术体位及通道建立到具体手术病例的全面讲解。在编写过程中，我们特别注重实战性和案例的丰富性，力求使本书成为泌尿外科医生的得力助手和有用的参考资料。

　　第一部分是腹腔镜手术体位及通道建立，包括第一章和第二章。在这一部分，我们详细阐述了腹腔镜手术中体位的选择及通道建立的技巧。此外，我们还探讨了患者体位和Trocar位置的选择在实现最佳手术视野和手术效果中的重要作用。通过对这些关键环节的全面剖析，我们希望为读者奠定一个扎实的基础，使他更好地理解和掌握腹腔镜手术中体位和通道建立的技巧和要领。

　　第二部分是具体手术病例。这一部分集中讨论了泌尿外科腹腔镜病例，旨在体现真实的手术案例。每个病例都分为病历摘要、影像资料、术前评估、手术过程和术后专家点评几个部分，提供了丰富的实践经验和实用技巧。我们精选了涉及肾上腺、肾脏、膀胱和前列腺等多种器官的手术案例，展现了泌尿外科腹腔镜手术的广泛应用场景。通过分析和反思这些案例，我们希望读者能够全面了解泌尿外科腹腔镜手术的技巧、挑战和细节之处，从而提高自己的手术技能。

　　在本书的编写体例上，我们采用了翔实的文字描述、精美的图片以及详细的专家点评，力求将每个手术过程呈现得清晰和生动。同时，书中还附有实际手术视频，读者扫描二维码即可观看手术过程，更好地理解和掌握手术要领。

　　我们希望《协和泌尿外科腹腔镜手术例释》能够成为泌尿外科医生的得力助手，帮助他们实实在在地提高手术技术，为患者提供更高品质的医疗服务。在此，要感谢本书的所有编者和参与者，正是他们的辛勤付出和专业精神，才让这部著作得以问世。

赵　欣　张玉石

北京协和医院

目录

第一章

腹腔镜手术操作体位

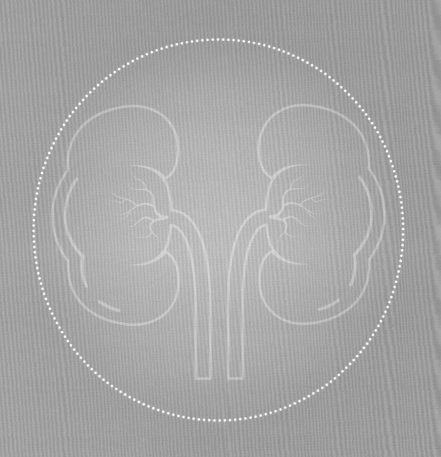

一、常规腹腔镜手术操作体位

（一）经腹膜外腔（腹膜后腔）手术操作体位

1. 经腹膜后腔上尿路手术操作体位 该体位主要用于肾上腺、肾、输尿管手术。我国开放性泌尿外科常用手术体位为侧卧位，腹膜后腔入路，在此基础上发展的腹腔镜上尿路手术也大多采用侧卧位，腹膜后腔入路。目前该入路适用于大部分上尿路手术，安全性和易用性都得到了证实。

患者一般采用健侧卧位。腰部垫软垫，升高腰桥，使患侧肋缘和髂嵴之间的空间充分打开，有利于手术空间的建立。头侧放置臂架，将健侧手臂置于臂架上，头侧和健侧手臂下需放置软垫，防止压迫面部和臂丛神经。健侧下肢屈曲90°，患侧下肢完全伸直，腿部呈"上直下屈"体位，两腿之间膝关节处需放置大的软垫，防止突出的膝关节、踝关节压迫。在背侧放置长圆柱形沙袋，防止患者后仰。胸部放置较大的长圆柱沙袋，防止患者前趴。使用约束带在骨盆及膝关节处固定体位，注意在约束带下放置棉垫，防止局部压迫（图1-0-1～图1-0-3）。

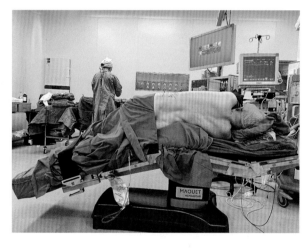

图1-0-1 上尿路手术侧卧位体位（背侧）

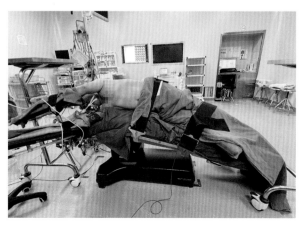

图1-0-2 上尿路手术侧卧位体位（腹侧）

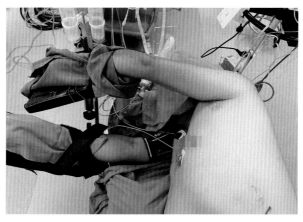

图1-0-3 上尿路手术侧卧位上肢体位

　　显示器放置于患者的头顶前方，术者站在患者臀部，面向显示器，显示器高度与术者视线平齐，以术者舒适自然为主，可以进行适当调整。当助手为1人时，术者位于患者背侧，助手位于患者腹侧，充当扶镜手和助手（图1-0-4）。当助手为2人时，一助位于患者腹侧，扶镜手位于术者的背侧（图1-0-5，图1-0-6），此时术者应背侧加穿披风，保持良好的无菌原则。

　　2. **经腹膜外腔下尿路手术操作体位**　该体位主要用于前列腺癌根治术，患者取平卧位，放置肩挡，头低脚高位，头低角度为15°～20°（图1-0-7）。臀下放置垫子，膝关节稍屈，腘窝下放置软垫。膝关节上方和胸部用约束带固定，患者双手放置于体侧。显示器放置于患者足底部。扶镜手站于患者头部，术者站于患者左侧，助手站于患者右侧（图1-0-8）。

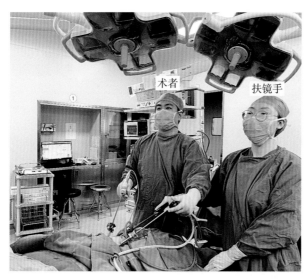

图1-0-4 上尿路手术侧卧位2人操作位置

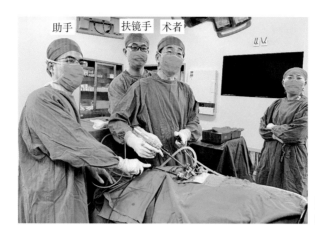

图1-0-5　上尿路手术侧卧位3人操作位置

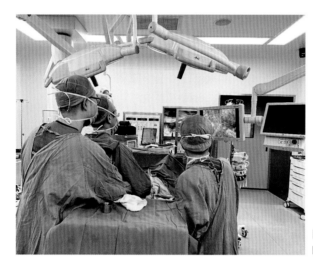

图1-0-6　上尿路手术侧卧位显示器位置

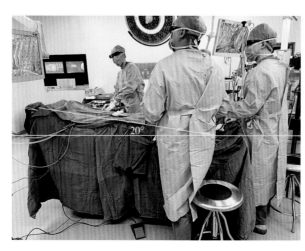

图1-0-7　下尿路手术操作体位（侧位）

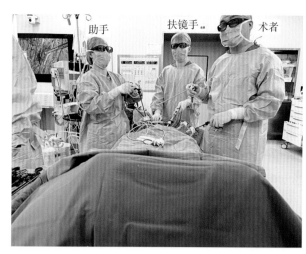

图1-0-8　下尿路手术
操作体位（正位）

（二）经腹腔手术操作体位

经腹腔上尿路手术体位，一般采用健侧斜卧位（图1-0-9），患侧抬高，与床面呈45°~60°夹角，背侧垫圆柱形腰垫，防止患者后仰，有利于腹腔内器官在重力作用下向健侧下坠，以更好地暴露手术操作区域。轻度升高腰桥，使操作区域空间适度展开，有利于操作。其他要求同经腹膜后腔上尿路手术体位（图1-0-10，图1-0-11）。

经腹腔下尿路手术体位，主要用于膀胱手术。方法同经腹膜外腔的下尿路手术，只是通过腹腔建立通道。

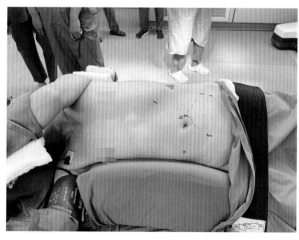

图1-0-9　经腹腔上尿路
体位（俯瞰）

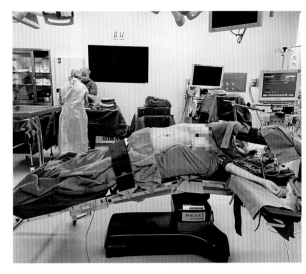

图1-0-10　经腹腔上尿路体位（侧位）

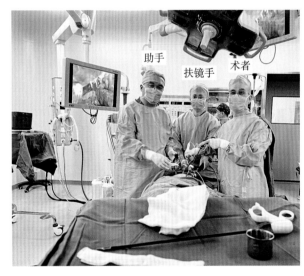

图1-0-11　经腹腔上尿路体位（术者站位）

二、机器人辅助腹腔镜手术操作体位

（一）经腹膜外腔（腹膜后腔）手术操作体位

1. **经腹膜后腔上尿路机器人手术操作体位**　主要用于肾脏、肾上腺相关手术。该体位同经腹膜后腔上尿路手术操作体位，机器人放置于患者偏头侧。

2. **经腹膜外下尿路机器人手术操作体位**　主要用于机器人辅助前列腺癌根治术。该体位与经腹膜外腔下尿路手术操作体位相似，采用头低足高位，头低角度为10°~15°。

（二）经腹腔手术操作体位

1. **经腹腔上尿路机器人手术操作体位** 主要用于肾脏、肾上腺相关手术。该体位同经腹腔上尿路体位。

2. **经腹腔下尿路机器人手术操作体位** 主要用于膀胱、前列腺相关手术。该体位同经腹腔下尿路体位（图1-0-12，图1-0-13）。

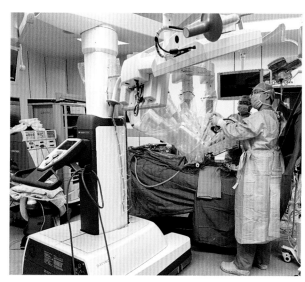

图1-0-12 机器人辅助腹腔镜全膀胱切除术的体位（侧位）

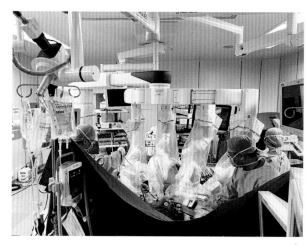

图1-0-13 机器人辅助腹腔镜全膀胱切除术的体位（头位）

第二章

腹腔镜手术操作通道建立

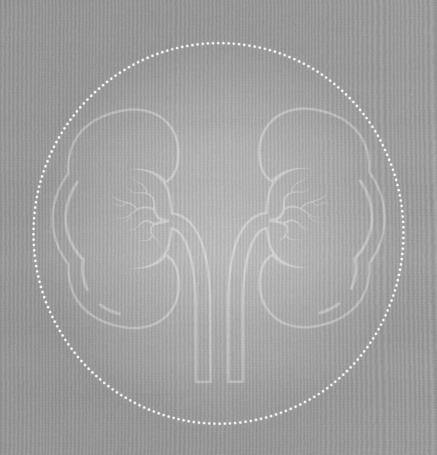

一、穿刺位点的确定

一般利用体表标志性的解剖结构确定穿刺位点。常用的体表标志性结构包括腋前线、腋中线、腋后线、髂嵴、髂前上棘、肋弓、脐部、剑突、腹直肌外侧缘、锁骨中线。

二、常规腹腔镜手术操作通道建立

（一）经腹膜后腔（腹膜外腔）手术操作通道建立

1. 经腹膜后腔上尿路手术操作通道建立　常规使用3孔或4孔。先标记髂嵴和11、12肋。❶号孔位于腋中线髂嵴上两横指，平行于髂嵴，横行切口，大小约3cm，手指辅助尽量推开腹膜、腹膜外脂肪，放置10mm Trocar。注意均匀用力，弧形推开，防止撕裂腹膜（图2-0-1）。对于消瘦患者要特别注意，因其腹膜薄且往往更靠近腋后线，可以使用气囊进行扩张。然后经❶号孔手指辅助放置❷、❸、❹号Trocar。❷号孔位于肋脊角，12肋尖下方1~2cm，根据病灶部位靠近腹侧或背侧，取腰大肌前1~2横指。❸号孔位于腋前线肋缘下1cm。如果需要放置❹号辅助孔，可选择平齐❶号孔，❸号孔外5cm，通常放置5mm Trocar。根据患者手术不同选择不同Trocar型号。优势手选择10mm或12mm（肾部分切除术，因需要放置Bulldog血管夹）Trocar。注意在手指辅助放置❷、❸、❹号Trocar时，切开皮肤后，使用带内芯的Trocar穿透皮下及肌肉层，尖头朝向手术部位，边向下边旋转用力，用力均匀持续。当手指感觉到Trocar芯尖部时，手指向侧面滑开置入Trocar。Trocar排列成平行四边形，尖端位置朝向手术部位（图2-0-2）。

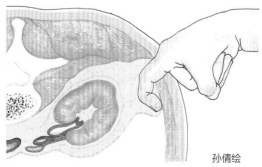

孙倩绘　图2-0-1　使用手指扩张腹膜后腔

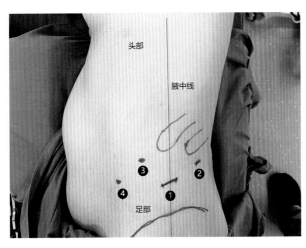

图2-0-2　经腹膜后腔上尿路手术操作通道位点

2. **经腹膜外腔下尿路手术操作通道建立**　该通道主要应用于前列腺癌根治术。常规放置5个Trocar。于脐下2横指，正中纵行切开皮肤、皮下组织，长3~4cm，逐层分离至腹直肌前鞘。纵行切开腹直肌前鞘，牵拉开腹直肌前鞘，可见腹直肌。于腹直肌中线旁1cm，用手指向两侧钝性分离腹直肌可及腹直肌后鞘，沿腹直肌后鞘向下向后推开腹膜或者使用扩张器扩张腹膜前间隙，建立腹膜外腔（图2-0-3）。放置❶10mm Trocar为观察孔，缝合腹直肌前鞘、皮下及皮肤，防止漏气。充气维持气腹压力为15mmHg左右，置入腹腔镜。腹腔镜直视下于脐下两横指腹直肌外侧缘放置右侧❷12mm Torcar左侧❸5mm Trocar。双侧髂前上棘和脐连线中外1/3，分别置入❹❺两个5mm Trocar。Trocar排列成弧形，尖端朝向手术部位（图2-0-4）。

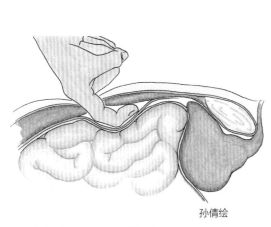

孙倩绘

图2-0-3　使用手指扩张腹膜外腔

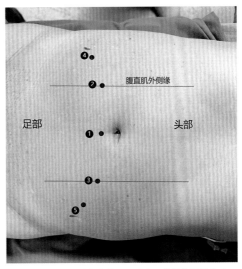

图2-0-4　经腹膜外腔途径下尿路手术操作通道位点

（二）经腹腔手术操作通道建立

1. **经腹腔上尿路手术操作通道建立**　该入路主要应用于根治性肾输尿管切除术，以及需要通过腹腔切除的体积较大的肿瘤，如大肾癌、肾上腺肿瘤等。患侧45°~60°斜卧位，术中可通过手术床调整。首先确定手术部位大概体表投影位置。其余Trocar排布方式大致为弧形，以操作部位为顶点。因肿瘤位置不同，需要选择不同的Trocar位置，可选择的Trocar置入点包括：①锁骨中线肋缘下2横指；②胸骨旁线肋缘下1横指；③腹直肌外缘脐上、下2横指；④脐与髂前上棘连线中外1/3；⑤脐侧方或脐旁；⑥脐与耻骨联合中点；⑦右侧有时需要在剑突下放置5mm Trocar，用于挡开肝脏。可根据患者病灶的不同情况选择Trocar的位置。我院常用的Trocar位置为：❶腹直肌外侧缘脐上5cm（观察孔，10mm Trocar）；❷锁骨中线肋缘下2cm（主操作孔，10mm Trocar）；❸腋前线肋缘下3cm（副操作孔，5mm Trocar）；❹脐下3~5cm（副操作孔，处理输尿管远端，5mm Trocar）；❺剑突下（副操作孔，挡开肝脏，5mm Trocar）（图2-0-5）。

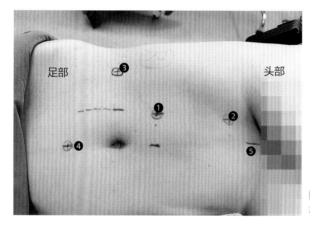

图2-0-5　经腹腔上尿路手术操作通道位点

2. **经腹腔下尿路手术操作通道建立**　该入路主要应用于膀胱癌根治术。常规放置5个Trocar。沿脐上1cm做2cm纵行切口，逐层分离至筋膜，使用两把弯钳提起筋膜并切开，向下探查可见腹膜，找腹膜无粘连处切开，手指伸入腹腔探查推开粘连的肠管，直视下置入❶号Trocar（10mm）为观察孔。缝合皮下及皮肤，防止漏气。充气维持气腹压力为15mmHg左右，置入30°腹腔镜。腹腔镜直视下于平脐腹直肌外侧缘分别放置❷主操作孔，12mm Trocar（右侧）❸副操作孔10mm Trocar（左侧）。双侧髂前上棘和脐连线中外1/3，分别置入❹❺两个5mm Trocar。Trocar排列成弧形，尖端朝向手术部位（图2-0-6）。

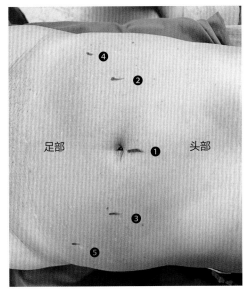

图2-0-6　经腹腔下尿路手术操作通道位点

三、机器人辅助腹腔镜手术操作通道建立

（一）机器人辅助经腹膜外腔（腹膜后腔）手术操作通道建立

1. **经腹膜后腔上尿路手术操作通道建立**　该类手术适应证与常规经腹膜后腔腹腔镜手术相同。患者健侧卧位、抬高腰桥，于腋中线髂棘上方2cm做3cm切口，钝性分离肌肉后，进入腹膜后腔，使用自制气囊将腹膜反折尽量向腹侧推移后，与腋中线髂棘上方2cm处置入8mm镜头孔Trocar❷，置入机器人镜头并建立气腹。在镜头直视下，于腹膜反折平镜头孔水平及腋后线髂棘上方2cm置入8mm机器人专用Trocar❶❸，再于腋前线髂棘上方2cm置入12mm Trocar❹，作为辅助孔。全部Trocar置入完成后，对接机器人，并置入机器人专用手术器械。

2. **机器人辅助经腹膜外腔下尿路手术操作通道建立**

主要用于机器人辅助前列腺癌根治术。该类手术操作通道建立与经腹膜外下尿路手术操作通道建立相似。北京协和医院（以下简称"我院"）应用较少。

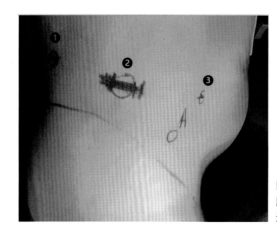

图2-0-7　机器人经腹膜后腔上尿路手术操作通路位点

（二）机器人辅助经腹腔手术操作通道建立

1. **机器人辅助经腹腔上尿路手术操作通道建立**　该类手术操作通道建立与常规经腹腔镜手术相同。患者健侧70°卧位、抬高腰桥，首先确定手术部位大概体表投影位置，距离手术部位15～20cm，脐侧方5cm置入8mm镜头孔Trocar❶，置入机器人镜头，并建立气腹。在镜头直视下，于锁骨中线肋缘下5cm❷、髂前上棘内上方5cm❸，置入机器人的8mm操作孔Trocar，镜头孔头侧5cm置入12mm辅助孔Trocar❹，必要时，在镜头孔足侧5cm处置入5mm辅助孔Trocar❺（图2-0-8）。行右侧上尿路手术，肝脏对手术部位有遮挡时，在剑突下放置5mm Trocar，用于挡开肝脏。全部Trocar置入完成后，对接机器人，并置入机器人专用手术器械。

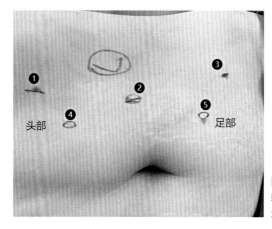

图2-0-8　机器人辅助经腹腔上尿路手术操作通道位点

2. **机器人辅助经腹腔下尿路手术操作通道建立**　该类手术操作通道建立与常规经腹腔下尿路腹腔镜手术相同。患者取仰卧头低位。于脐上两横指穿刺建立气腹，并置入8mm镜头孔Trocar❶，置入机器人镜头。在镜头直视下分别于两侧腹直肌外侧缘平脐水平❷❸，右侧髂前上棘外上方2cm❹，置入8mm机器人专用Trocar，并于左侧髂前上棘上方2cm置入12mm Trocar做辅助孔❺（图2-0-9）。全部Trocar置入完成后，对接机器人，并置入机器人专用手术器械。

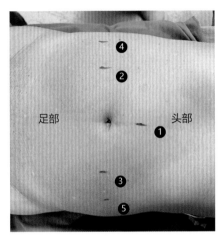

图2-0-9　机器人辅助经腹腔下尿路手术操作通道位点

3. **达芬奇Xi型机器人辅助腹腔镜手术操作通道建立**　Xi型达芬奇机器人的手术通道建立不同于之前的Si型，为了最大限度地降低机械臂之间的互相干扰，建议进行线性通道布局。首先确定目标解剖结构，其次距离目标解剖结构10~20cm（建议20cm左右）建立观察孔。将观察孔与目标解剖结构最远点之间连线，并做其垂线。在垂线上，距离观察孔每8cm处标记通道。通道与任何骨性结构之间需≥2cm，且不要将通道放置于其他通道与目标解剖结构之间。将辅助通道置于距离机械臂通道至少7cm位置，不要将辅助通道置于机械臂通道与目标解剖结构之间（图2-0-10）。

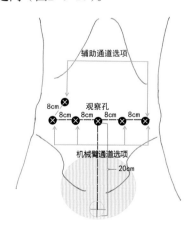

图2-0-10　达芬奇Xi型机器人手术操作通道位点

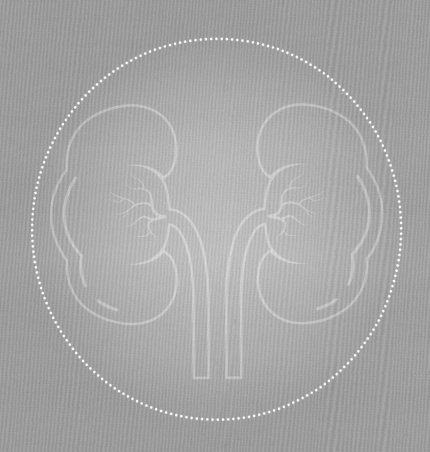

第三章

肾上腺手术

病例 1 腹腔镜经腹膜后腔左肾上腺全切术

病历摘要

主诉: 高血压十余年,发现双侧肾上腺多发结节6个月。

病史: 男性,43岁。患者十余年前无明显诱因出现高血压,最高时180/115mmHg,自服降压药物,血压降至约150/90mmHg,未进一步诊治。半年前患者出现高血压控制不佳,就诊于外院,查腹盆增强CT,提示双侧肾上腺多发结节,腺瘤可能;左肾上腺内侧肢及结合部均可见结节影,大小约15mm×14mm、5mm×4mm,边界尚清,平扫CT值约2HU、3HU,增强后CT值约65HU、37HU;右肾上腺外侧肢见结节影,大小约5mm×7mm,边界尚清,平扫CT值约9HU,增强后CT值约30HU(图3-1-1)。内分泌检查:醛固酮485.3pmol/L,肾素活性0.17ng/(ml·h),ARR103;卡托普利试验提示醛固酮水平无法被抑制。患者行肾上腺静脉取血检查,显示左侧为分泌醛固酮的优势侧。PET/CT提示左侧肾上腺结节状增粗,放射性摄取增高,SUV_{max}4.3;右肾上腺未见放射性摄取增高,考虑左侧结节有功能。遂给予螺内酯20mg bid、奥美沙坦酯氨氯地平20mg qd,比索洛尔2.5mg qd,目前血压控制正常。病程中,患者无明显头痛、头晕、四肢无力、肢端麻木、心悸等表现。

既往史: 无特殊。

查体: 无特殊。

影像资料

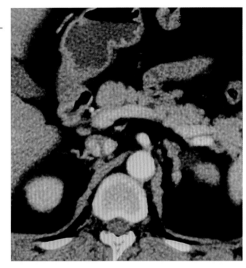

图3-1-1 肾上腺增强CT图像

术前评估

患者影像学检查提示双侧肾上腺多发结节，肾上腺中央静脉取血检查及PET/CT均提示左侧为优势侧，考虑左肾上腺多发结节有内分泌功能可能性大。手术适应证明确。

入院后完善血常规、肝肾功能、凝血功能、心电图等术前常规检查未见异常。手术方式为经腹膜后腔腹腔镜左肾上腺全切术。

手术过程

1 采用右侧卧位，抬高腰桥。术前于病房标记手术侧。采用插管全麻。留置尿管。常规消毒铺单。

2 采用经腹膜后腔上尿路手术通道，本例手术采用4孔（腋中线髂嵴上2cm、腋前线肋缘下、腋后线肋缘下、腋中线和腋前线Trocar之间）。

3 清理腹膜后腔脂肪，自上而下游离腹膜外脂肪，将其翻转至髂窝内，清晰显露肾周筋膜（图3-1-2）。

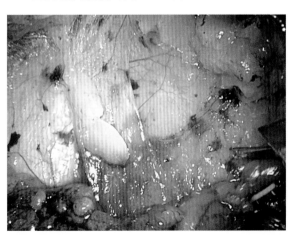

图3-1-2 清理腹膜外脂肪

4 沿腹膜反折走行纵行打开肾周筋膜，上方至膈下水平，下方至髂窝上缘水平（图3-1-3）。

5 找到肾脏并沿肾脏表面向上方游离，在肾上极实质表面和肾上腺底部脂肪囊之间的相对无血管区内将肾脏上极与肾上腺完全分离。

6 向上抬起肾上腺并保持一定张力，游离出肾上腺中央静脉并用Hem-o-lok夹闭（图3-1-4）。

7 将左肾上腺向背侧牵拉，在肾上腺腹侧肾周脂肪囊与前层肾周筋膜之间的相对无血管区分离肾上腺（图3-1-5）。

8 将左肾上腺向腹侧牵拉，在肾上腺背侧肾周脂肪囊与后层肾周筋膜之间的相对无血管区分离肾上腺。

9 将肾上腺上极与膈肌间的脂肪组织离断，直至将肾上腺完全切除（图3-1-6）。

10 仔细检查术野无活动性出血，将标本装入标本袋中自腋中线Trocar中取出。

11 在肾上腺窝内放置引流管1根，清点纱布器械无误，缝合各皮肤切口，手术结束。

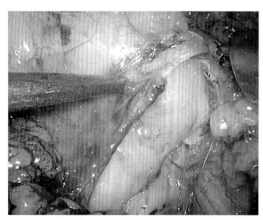

图3-1-3　打开肾周筋膜

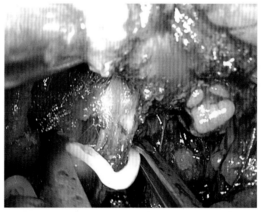

图3-1-4　夹闭切断左肾上腺中央静脉

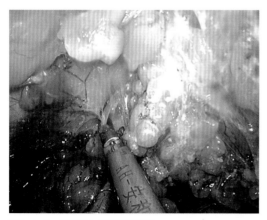

图3-1-5　分离肾上腺腹侧及背侧

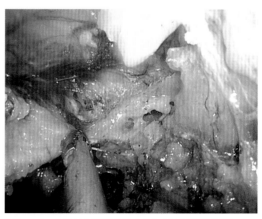

图3-1-6　分离及切断肾上腺上极与膈肌间的脂肪组织

1 肾上腺的解剖性切除的要点在于寻找到肾上腺以及肾上腺周围的相对无血管区，在肾上腺的腹侧和背侧找到疏松结缔组织，当肾周粘连比较严重时可以通过游离肾脏上极将肾脏与肾上腺完全分离。虽然肾上腺周围存在相对无血管区，但在该区域仍然经常存在小血管，所以要注意采用钝性和锐性分离相结合的方法；尤其是肾上腺和肾脏之间的区域，由于该处空间常狭小，常有供应肾上腺的动脉穿行，应以锐性分离为主，以免局部出血影响术野。

2 左肾上腺中央静脉的处理：左肾上腺中央静脉虽然较右侧长，相对容易处理，但也需将左肾上极游离充分后才容易显露。在游离左侧中央静脉时需要特别注意避免过度牵拉，以免造成中央静脉甚至肾静脉的损伤。

3 肾上腺组织质地脆弱、血供丰富，手术中应避免直接夹持肾上腺组织，以免造成肾上腺组织破裂出血，影响术野。可以在肾上腺周围保留一定的脂肪组织，方便对其牵拉。

病历摘要

主诉：体检发现双侧肾上腺肿瘤1年余。

病史：男性，65岁。患者2020年年底体检时CT示双侧肾上腺内侧肢肿物，大者位于右侧，约42mm，无明显不适；随后每年规律体检，肿物未见明显变化。2022年2月患者来我院就诊，腹盆增强CT提示双侧肾上腺低密度占位，最大截面约2.8cm×1.9cm（左侧）和4.5cm×2.5cm（右侧），增强后轻度强化（图3-2-1，图3-2-2）。内分泌检查：ACTH 9.9pg/ml，24h尿皮质醇、肾素、醛固酮、尿儿茶酚胺、硫酸脱氢表雄酮（DS）等大致正常，以"肾上腺肿瘤"收入院。既往史、家族史及查体无特殊。

影像资料

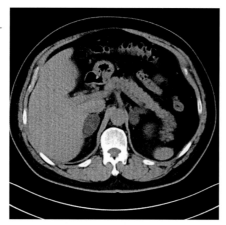

图3-2-1 肾上腺CT平扫图像

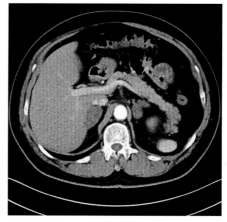

图3-2-2 肾上腺CT增强图像

术前评估

患者体检发现双侧肾上腺肿瘤，影像学特点为类圆形低密度占位，增强后轻度强化，无不适主诉，内分泌检查示ACTH减低，结合病史、实验室检查以及影像学评估，考虑患者双侧肾上腺肿瘤（腺瘤可能性大），亚临床库欣综合征诊断基本明确，建议手术治疗。手术方式为腹腔镜右肾上腺全切术。

手术过程

1. 采用经腹膜后腔上尿路手术操作体位。术前标记手术侧（右侧）。采用插管全麻。留置尿管。常规消毒铺单。

2. 建立经腹膜后腔上尿路手术操作通道，本例手术采用4孔。

3. 清理腹膜后腔脂肪。将背侧、腹侧脂肪向中线聚拢，尽量整块脂肪钝性分离，将腹膜外脂肪向下翻转至髂窝。分离中遇到滋养血管可用超声刀电凝以防止出血，小的脂肪颗粒可用吸引器吸走（图3-2-3）。

4. 打开腹膜后腔，暴露肾周组织，见肾周脂肪丰富（图3-2-4）。

5. 寻找肾脏腹侧面，并沿腹侧面向头侧游离肾脏，直至肾脏上极（图3-2-5）。

6. 区分肾上腺与肾周脂肪，分离肾脏上极与肾上腺肾脏面，将肾脏下压，建立操作空间，同时离断肾上腺下方的小动脉（图3-2-6）。

7. 分离肾上腺腹侧面与肝表面（图3-2-7）。

8. 寻找右肾上腺中央静脉，Hem-o-lok夹闭并离断肾上腺中央静脉（图3-2-8）。

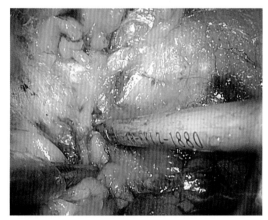

图3-2-3 清理腹膜外脂肪组织

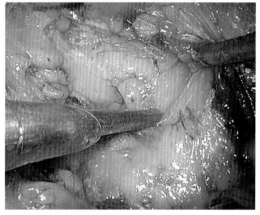

图3-2-4 打开肾周筋膜，暴露肾周组织

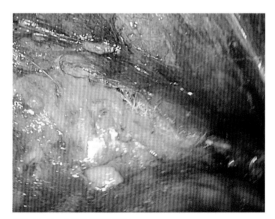

图3-2-5 分离肾脏腹侧面

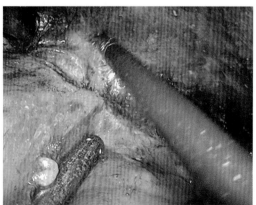

图3-2-6 分离肾脏与肾上腺平面（一）

9　继续分离肾上腺背侧面，完整剥离肾上腺（图3-2-9）。

10　检查是否有出血点，放置引流管，关闭伤口，手术结束（图3-2-10）。

11　术后标本见图3-2-11。

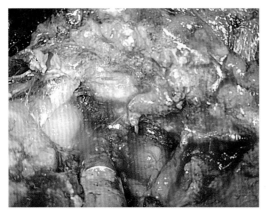

图3-2-6　分离肾脏与肾上腺平面（二）

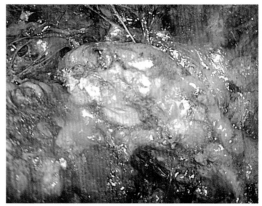

图3-2-6　分离肾脏与肾上腺平面（三）

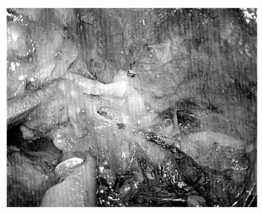

图3-2-7　分离肾上腺与肝脏平面

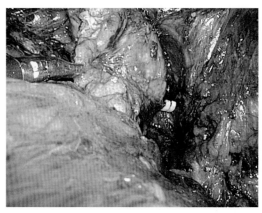

图3-2-8　分离切断肾上腺中央静脉

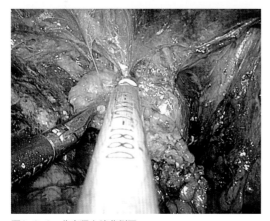

图3-2-9　分离肾上腺背侧面

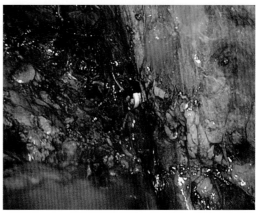

图3-2-10　检查创面

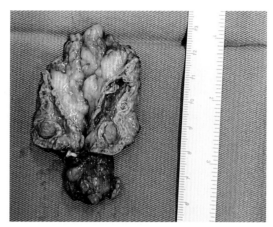

图3-2-11　右肾上腺标本剖面图

专家点评　本例手术目标是完整切除右肾上腺，有多种术式，本例手术方法要点如下。

1. 建立腹膜后腔。建立腹膜后腔时注意分辨腹膜反折的位置，防止损伤腹膜。如果腹膜反折不清楚，可尽量靠近腰大肌纵行打开肾周筋膜，可距离腰大肌1～2cm打开，确定腹膜无损伤后可根据需要再适当向腹侧打开肾周筋膜，以便提供更好的操作空间。打开肾周筋膜后，可以沿腹膜反折方向钝性撕开肾周筋膜。

2. 定位肾脏。患者脂肪过多，可通过吸引器按压脂肪囊表面，以感觉定位肾脏。

3. 定位肾上腺。以肾脏为解剖标志，沿肾脏向头侧分离，定位肾上腺。若肾周脂肪较厚，可暂不分离肾周脂肪囊与肾包膜，而是整体分离直到肾上极，再分离肾上腺与肾周脂肪，分离肾上腺的肾脏面。向下压肾脏，即可建立肾上极上方操作空间。

4. 分离肾上腺。首先分离肾脏面，其次分离肝脏面。注意不要损伤肝包膜引起出血，重点处理肾上腺主要血管区，分离至稍深处即可见到右侧肾上腺中央静脉，使用2个Hem-o-lok夹闭近端，1个夹闭远端，切断中央静脉。此时肾上腺只剩部分肝脏面相连组织，且无重要血管走行，可用超声刀直接锐性分离，最后用超声刀将周围连接的组织凝断。降低气腹压力，观察创面是否有出血。

病历摘要

主诉：高血压20年，发现左肾上腺肿瘤4个月。

病史：女性，64岁。20年前发现血压升高，予降压药物治疗，血压控制在（140~150）/（80~90）mmHg。1年前患者体检发现血钾2.9mmol/L，完善内分泌检查：血管紧张素0.22ng/（ml·h），腹盆增强CT提示左肾上腺外侧肢结节，直径约1.1cm，平扫CT值约21HU，呈轻度强化，考虑左肾上腺结节（原发性醛固酮增多症可能性大）（图3-3-1，图3-3-2）。给予患者口服螺内酯40mg bid，氯化钾缓释片1g tid，血压控制欠佳，血压波动在（150~200）/（90~100）mmHg。患者无头晕、头痛，无胸闷、气促，无腰痛、周期性瘫痪等症状。本次因"左肾上腺肿瘤，原发性醛固酮增多症可能性大"入院。

既往史：因子宫肌瘤行子宫切除术，阑尾切除史。

查体：心肺无特殊，腹部、右侧下腹部及中下腹部可见陈旧性手术瘢痕，余无特殊。

影像资料

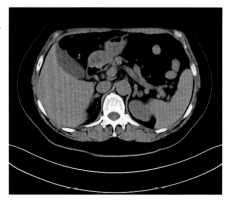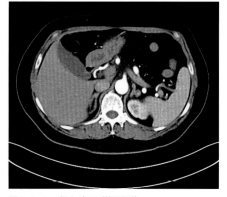

图3-3-1 肾上腺CT平扫图像　　　　　图3-3-2 肾上腺CT增强图像

术前评估

　　患者既往高血压合并低钾血症病史，影像学检查提示左肾上腺结节，直径约1.1cm，伴有轻度强化，考虑左肾上腺肿瘤，原发性醛固酮增多症可能性大，且药物治疗效果不满意，手术适应证明确。

　　入院进一步补充评估心肺功能、血常规、肝肾功能及电解质、凝血功能等术前相关检查未见明显异常。拟行手术治疗，手术方式为腹腔镜左肾上腺肿瘤切除术。

手术过程

1. 采用经腹膜后腔上尿路手术操作体位。术前于病房标记手术侧。采用插管全麻。留置尿管。常规消毒铺单。

2. 建立气腹后，建立上尿路手术通道。本例手术采用3孔（腋中线髂嵴上3cm，腋后线12肋下，腋前线12肋下）。

3. 清理腹膜外脂肪，分离过程中可见腹膜外脂肪的滋养血管，可用超声刀锐性切断。

4. 纵行切开肾周筋膜，范围上至膈下、下至髂窝上缘水平，肾脏内上方的肾周脂肪囊与前层的肾周筋膜之间存在相对无血管间隙，可沿此间隙显露肾脏（图3-3-3）。

5. 沿肾脏上极分离肾周脂肪，利用腹膜将分离的脂肪囊悬吊，打开肾上极空间，分离肾上腺底部与肾脏交界平面（图3-3-4）。

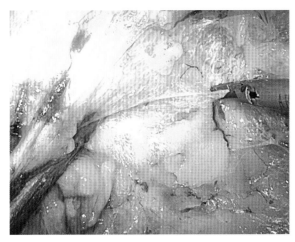

图3-3-3　打开肾周筋膜

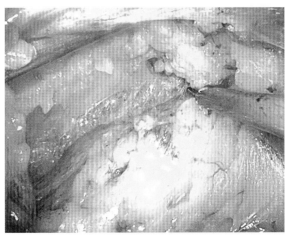

图3-3-4　沿肾腹侧面向上游离

6. 结合术前影像学检查及术野，找到肾上腺肿瘤大致位置（图3-3-5）。

7. 沿肾上极实质表面与肾上腺底部脂肪囊之间的层面，将肾上腺抬起，以钝性、锐性相结合分离肾上腺周围组织，完整暴露肾上腺肿瘤。术中注意使用超声刀电凝血管（图3-3-6）。

8. 术中发现中央静脉损伤，出现少量出血，使用分离钳夹闭中央静脉断端，使用Hem-o-lok夹闭中央静脉（图3-3-7）。

9. 完整游离并切除肾上腺肿瘤，使用Hem-o-lok夹闭肾上腺断端止血，将肾上腺肿瘤置入标本袋中。检查创面是否有出血点，经观察孔将标本完整取出。放置引流管（图3-3-8）。

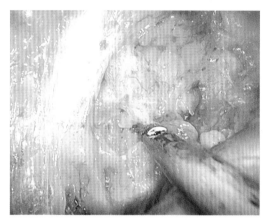

图3-3-5　肾上腺肿瘤的定位

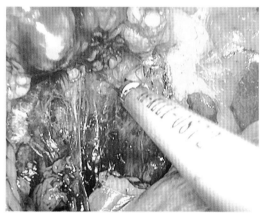

图3-3-6　分离肾上腺与肾界面

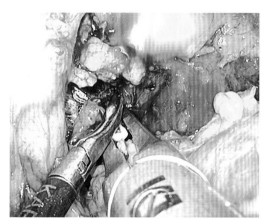

图3-3-7　左肾上腺中央静脉的处理

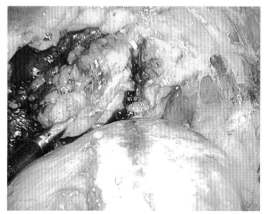

图3-3-8　肾上腺肿瘤的取出

1. 手术适应证明确。患者高血压、低钾血症症状典型，影像学检查提示左肾上腺肿瘤。实验室检查提示肾素明显降低。诊断基本明确，为左肾上腺肿瘤，原发性醛固酮增多症。

2. 手术基本路径为沿肾脏表面游离至肾上极从而找到肾上腺，这种方式适用于肾周脂肪较少的患者。其手术思路清晰，特别适合初学者。

3. 中央静脉的分离切断是肾上腺手术的重要步骤。本例患者肾上腺中央静脉术中出现损伤，但由于气腹压力并未出现过多出血。本例术中采用的处理方法是使用分离钳夹闭断端，再使用Hem-o-lok夹闭。也可以使用腔镜纱条压迫止血，局部术野清楚后，再行止血处理。当然最安全的方式还是术中仔细操作，分离清楚中央静脉后，再根据患者肿瘤位置决定是否处理中央静脉。

病历摘要

主诉： 头晕、恶心、大汗1年，体检发现右肾上腺肿物3个月。

病史： 男性，58岁。1年前偶发头晕、恶心、大汗，发作时测血压110/80mmHg，无心悸、头痛，休息后缓解。2022年7月患者来我院体检，CT检查示：右肾上腺1.6cm×1.0cm肿物。为进一步诊治，于我科就诊，行CTU示：右肾上腺结合部可见软组织密度结节影，大小约1.6cm×1.3cm，平扫CT值31HU，增强后可见明显强化（图3-4-1，图3-4-2）。完善内分泌相关化验：NMN 0.46nmol/L，MN 0.14nmol/L，24h尿儿茶酚胺：NE 72.3μg/24h，E 5.8μg/24h，DA 275.8μg/24h。奥曲肽显像未见明显异常。诊断考虑"右肾上腺肿瘤"，予酚苄明10mg po tid药物准备。现患者规律药物准备1月余，为行手术治疗，门诊以"右肾上腺肿瘤"收入院。

既往史： 无特殊。

查体： 无特殊。

影像资料

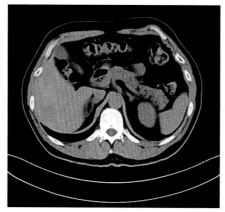

图3-4-1 肾上腺CT平扫图像

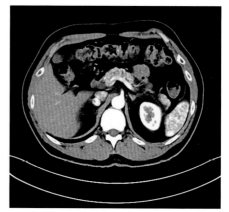

图3-4-2 肾上腺CT增强图像

术前评估

　　患者既往出现头晕、恶心、大汗等嗜铬细胞瘤典型症状，门诊行内分泌及核医学检查，血NMN、MN无异常，24h尿儿茶酚胺无异常。奥曲肽显像未见明显异常。入院前给予酚苄明术前准备1个月。入院后相关科室会诊，麻醉科：患者ASA Ⅱ级，术中加强循环监测，视术中情况返ICU。重症医学科：术前积极呼吸功能锻炼。根据术中情况备返ICU。内分泌科：建议高钠、高蛋白饮食，保证入量大于3000ml，监测出入量、体重，继续给予酚苄明药物准备，围术期严密监测患者生命体征，警惕高血压危象、高低血压交替。

　　入院后补充评估心肺功能及术前常规化验，未见明显异常。拟行手术治疗，手术方式为腹腔镜经腹膜后腔右肾上腺肿瘤切除术。

手术过程

1. 采用经腹膜后腔上尿路手术操作通道。术前于病房标记手术侧。采用插管全麻。留置尿管。常规消毒铺单。
2. 患者左侧卧位，建立腹膜后腔，本例手术采用4孔。
3. 清理腹膜外脂肪，辨认腹膜反折后，于腹膜反折背侧打开肾周筋膜，显露肾周脂肪囊（图3-4-3）。

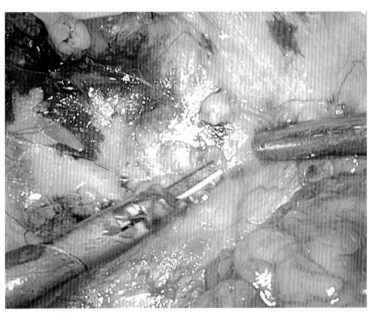

图3-4-3 清理腹膜后腔脂肪

4 游离肾周脂肪，显露肾脏，并沿肾筋膜向上游离，显露肾上极（图3-4-4）。

5 于肾脏上极脂肪组织中仔细寻找肾上腺组织（图3-4-5）。

6 沿肾上极游离肾上腺，Hem-o-lok夹闭并离断肾上腺中央静脉（图3-4-6）。

7 继续游离肾上腺其余面，沿肿瘤边缘切除肿瘤，注意保持肿瘤包膜完整（图3-4-7）。

8 仔细完成肾上腺断端止血。

9 经主操作孔置入标本袋，将切除的组织装入袋中，从观察孔取出标本袋。重新建立气腹，检查是否有出血，放置止血材料和引流管，手术结束。

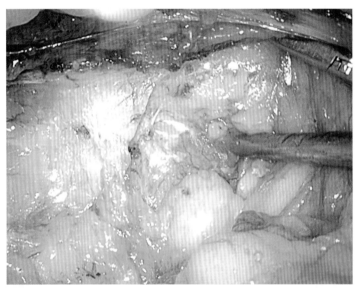

图3-4-4　沿肾脏腹侧面分离（一）

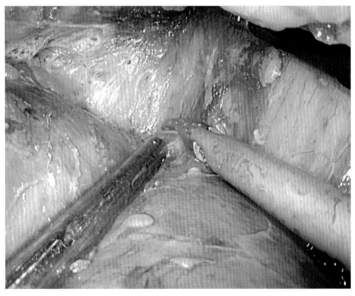

图3-4-4　沿肾脏腹侧面分离（二）

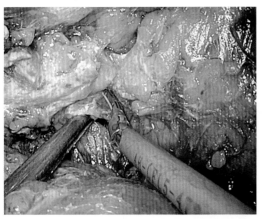

图3-4-5 分离肾上极与肾上腺，寻找肿瘤（一）

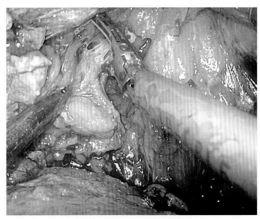

图3-4-5 分离肾上极与肾上腺，寻找肿瘤（二）

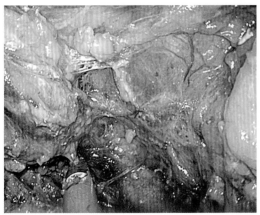

图3-4-6 分离切断中央静脉（一）

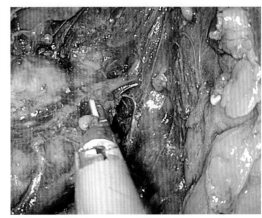

图3-4-6 分离切断中央静脉（二）

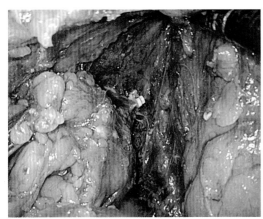

图3-4-6 分离切断中央静脉（三）

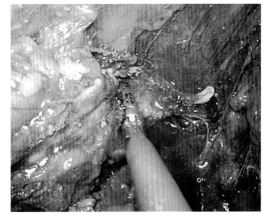

图3-4-7 分离切除肿瘤

（右肾上腺肿瘤）肾上腺嗜铬细胞瘤（图3-4-8）。

免疫组化结果：Melan-A（－），AE1/AE3（－），CgA（＋），Ki-67（index 3%），S-100（支持细胞+），α-inhibin（－），SDHB（＋），MGMT（部分+）。

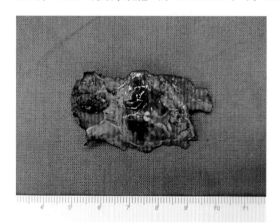

图3-4-8　右肾上腺肿瘤的剖面图

本病例系一例内分泌检查及核医学检查阴性的嗜铬细胞瘤，临床上称为静止型嗜铬细胞瘤。典型的嗜铬细胞瘤术前需完善内分泌检查奥曲肽显像，MIBG检查。术前1个月应给予酚苄明药物准备。术前多学科会诊，评估手术风险及患者手术耐受性，备血、备ICU，充分术前准备，预防围术期血压波动。本病例中，患者仅有轻微临床症状，发病频率低，且发病时测血压正常，内分泌检查及核医学检查均为阴性。但患者的增强CT有明显强化，因此不能完全排除嗜铬细胞瘤。尽管无明确嗜铬细胞瘤证据，本着手术安全为第一的原则仍嘱患者术前进行充分药物准备，保证患者围手术期血压平稳。

病历摘要

主诉：左肾上腺肿瘤切除术后11年，检查发现肿瘤复发5年。

病史：女性，54岁。患者13年前无明显诱因出现高血压，最高160/90mmHg，服用硝苯地平控释片30mg qd治疗，血压控制在150/80mmHg左右。11年前于我院检查发现左肾上腺外侧肢根部结节样占位，直径约1.7cm。血钾3.0mmol/L。内分泌相关化验：肾素0.1ng/（ml·h），醛固酮363.42pmol/L。考虑诊断为原发性醛固酮增多症，行腹腔镜左肾上腺肿瘤切除术。术后病理回报：符合肾上腺皮质结节状增生。术后血压部分缓解，继续规律口服硝苯地平控释片，血压控制在130/80mmHg左右，血钾恢复正常。5年前再次出现血压升高，最高（160～170）/（100～110）mmHg。就诊于我院门诊，复查血钾3.1mmol/L。肾素0.17ng/（ml·h），醛固酮358.44pmol/L。卡托普利试验：服药前醛固酮274.23pmol/L，服药后醛固酮254.01pmol/L。腹部增强CT示：左肾上腺占位，直径约1.6cm，考虑腺瘤可能（图3-5-1，图3-5-2）。予螺内酯20mg tid治疗，血压控制不佳，患者自行停药。2个月前患者出现手麻、乏力，门诊复查血钾2.9mmol/L。予口服补钾及螺内酯治疗后复查血钾3.7mmol/L。现为行手术治疗收入院。

既往史：手术史见现病史，其余无特殊。

查体：左腰部可见陈旧手术瘢痕，其余无特殊。

影像资料

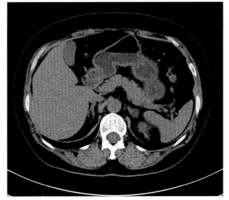 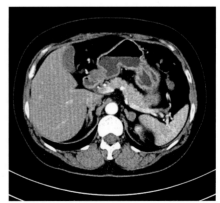

图3-5-1　肾上腺CT平扫图像　　　　图3-5-2　肾上腺CT增强图像

术前评估

　　患者13年前出现高血压、低钾血症，内分泌检查示低肾素活性，ARR 131.2。影像学检查发现左肾上腺肿物。手术切除肾上腺肿物后高血压、低钾血症好转。5年前再次出现高血压、低血钾。内分泌相关检查提示ARR 76.1，卡托普利试验醛固酮水平不被抑制。复查影像学检查发现左肾上腺直径约1.6cm肿物。考虑为左肾上腺肿瘤复发、原发性醛固酮增多症。患者高血压、低钾血症内科治疗疗效不佳，手术适应证明确。

　　入院后进一步补充评估心肺功能及术前常规化验，未见明显异常。手术方式为腹腔镜经腹膜后腔左肾上腺全切术。

手术过程

1. 采用经腹膜后腔上尿路手术操作体位。术前于病房标记手术侧。采用插管全麻。留置尿管。常规消毒铺单。

2. 建立腹膜后腔后，置入Torcar。本例手术采用3孔。

3. 清理腹膜外脂肪，辨认腹膜反折后，于腹膜反折背侧打开肾周筋膜，显露肾周脂肪囊（图3-5-3）。

4. 游离肾周脂肪，显露肾脏，并沿肾筋膜向上游离，显露肾上极（图3-5-4）。

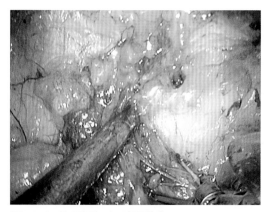

图3-5-3　清理脂肪，打开肾周筋膜

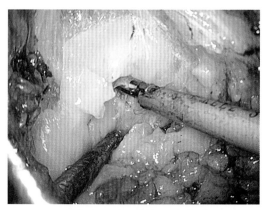

图3-5-4　寻找肾脏，沿肾脏腹侧面分离（一）

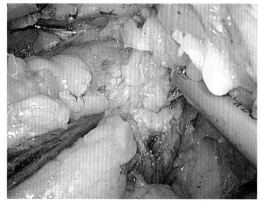

图3-5-4　寻找肾脏，沿肾脏腹侧面分离（二）

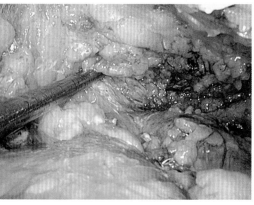

图3-5-4　寻找肾脏，沿肾脏腹侧面分离（三）

5 于肾脏上极脂肪组织中仔细寻找肾上腺组织（图3-5-5）。

6 沿肾上极游离肾上腺，止血夹阻断并切断肾上腺中央静脉（图3-5-6）。

7 继续游离肾上腺其余面，直至完整切除左肾上腺（图3-5-7）。

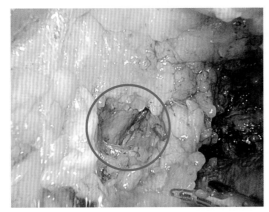

图3-5-5 分离肾上极，定位肾上腺肿瘤

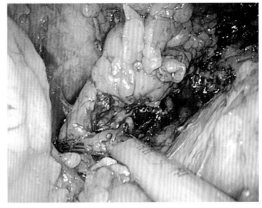

图3-5-6 游离肾上腺，处理中央静脉（一）

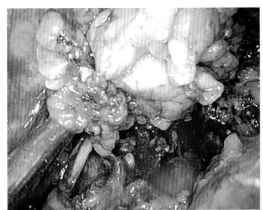

图3-5-6 游离肾上腺，处理中央静脉（二）

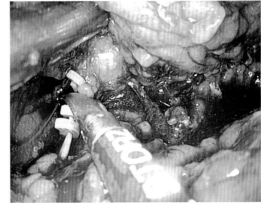

图3-5-6 游离肾上腺，处理中央静脉（三）

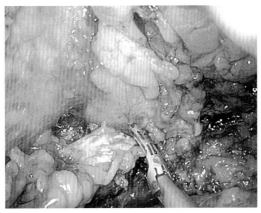

图3-5-7 完整切除肾上腺

8　仔细检查术区，仔细止血（图3-5-8）。

9　将标本完整取出，放置引流管。

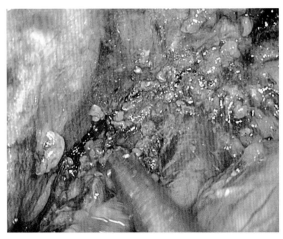

图3-5-8　手术创面止血

专家
点评

1　术区粘连：患者11年前行左肾上腺肿瘤切除，此次手术为肾上腺肿瘤复发后的二次手术。术区粘连是本例手术的主要难点，对寻找肾上腺造成一定的困难，也增加了损伤肾脏、胰腺及其他组织的风险。经腹膜后腔入路的肾上腺手术损伤大血管及重要器官的风险较小，但仍应注意仔细解剖，妥善术区止血，认真辨认肾上腺结构，避免损伤胰腺等邻近脏器。

2　肾上腺肿瘤的术式选择：可行单纯肾上腺肿瘤切除，保留部分正常肾上腺，也可行肾上腺全切术。既往国内外一些研究者主张尽可能行患侧肾上腺全切术以避免二次手术，但有临床研究显示，保留部分正常肾上腺组织后肿瘤复发率并不高，应根据患者肿瘤位置、大小、肾上腺中央静脉与肿瘤的关系、对侧肾上腺是否存在可疑病变、患者年龄、一般状况等因素选择具体术式。肾上腺肿瘤的术式选择应综合考虑保留肾上腺后的获益与肿瘤复发的风险。

病例 6 腹腔镜经腹膜后腔双肾上腺全切术——异位ACTH肿瘤的靶腺切除术

病历摘要

主诉：脸变圆变红、发现血压升高1年余。

病史：男性，39岁。2019年1月患者出现脸变圆变红、双侧颌下发胀，测血压升高，血压最高170/110mmHg，无头痛、头晕等。后出现"胸部骨折"、双下肢水肿、头颈及前胸痤疮、双大腿内侧皮肤紫色皮纹、性欲减退等症状。其间未诊治。2019年9月上述症状加重，伴口干、多饮、乏力、食欲亢进。于外院查ACTH 258pg/ml，24hUFC 1778nmol。大、小剂量地塞米松抑制试验均不被抑制。肾上腺CT：双侧肾上腺增粗（图3-6-1）；PET-CT：双侧肾上腺稍增粗代谢稍活跃，考虑增生可能；垂体MRI未见明显异常。2019年11月7日查皮质醇节律消失，ACTH（8点）122.0pg/ml；LDDST不被抑制，HDDST不被抑制。IPSS+DDAVP兴奋试验无明显梯度。垂体MRI：垂体右翼8mm×4mm异常强化影，垂体微腺瘤不除外；奥曲肽显像未见异常；Ga-DOTATATE-PET-CT：垂体右翼可见一稍高密度影，放射性摄取稍低于正常垂体组织，双侧肾上腺增粗，增生可能性大；胸腹盆增强CT：双侧肾上腺增粗。Ga^{68}-DOTA JR11PET-CT：未见明确垂体病灶及异位病灶；胸椎MRI：T11～12、L2椎体病理性压缩骨折，腰椎椎体骨质疏松。内分泌专业组查房考虑周期性库欣综合征诊断明确，IPSS无梯度，异位ACTH综合征可能性大，考虑符合周期性库欣综合征可能。因病灶定位困难，拟行双侧肾上腺切除缓解高皮质醇血症状态。

既往史：否认外源性糖皮质激素应用史。肝炎病史，目前已痊愈。

查体：向心性肥胖，双侧腋窝、大腿内侧及腹壁可见皮肤紫纹。皮肤略薄，锁骨上脂肪垫、水牛背（+），脸变圆变红，头面部、颈部、前胸、后背部可见散在痤疮样皮疹，上眼睑红肿。腹部膨隆。

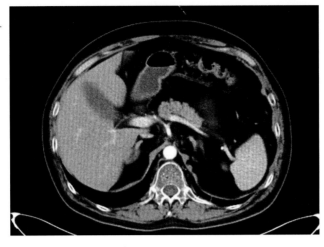

影像资料

图3-6-1 肾上腺CT增强图像

术前评估

　　患者影像学检查提示双侧肾上腺增粗。结合患者临床资料，考虑患者目前周期性库欣综合征诊断明确。患者目前一般情况稳定，麻醉科评估后患者心肺功能可耐受手术。充分与患者及家属交代病情后，决定行腹腔镜双侧肾上腺切除术。

手术过程

左肾上腺

1. 手术入路采用经腹膜后腔入路方式。术前于病房标记手术侧。采用插管全麻。留置尿管。常规消毒铺单。

2. 建立气腹。采用4孔（腋中线髂嵴上3cm，腋后线12肋下，腋前线12肋下，1、3孔术之间）。

3. 清理左侧腹膜外脂肪，于腹膜反折背侧纵行打开肾周筋膜，显露腰大肌及肾周脂肪囊（图3-6-2）。

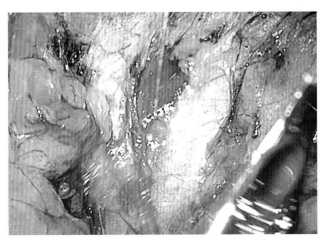

图3-6-2 清理腹膜外脂肪，打开肾周筋膜

4 见左侧肾周粘连程度较轻，予以松解粘连，进一步扩大腹膜后腔空间（图3-6-3）。

5 将左肾上极充分游离，遂将左肾上腺与左肾上极完全分离（图3-6-4）。

6 沿腹膜游离肾上腺脂肪囊，逐步显露肾上腺背侧，此处为肾上腺无血管区可用电切快速分离。将肾上腺脂肪囊抬起，沿肾上极及肾上腺脂肪囊间隙仔细游离，逐渐将左肾上腺抬起，此处会有一些细小血管分支，注意减少钝性分离，尽量电凝分离。仔细游离显露肾上腺组织（图3-6-5）。

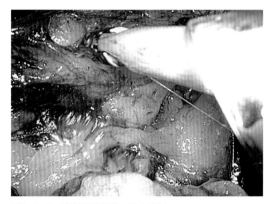

图3-6-3　游离肾脏腹侧，扩大空间

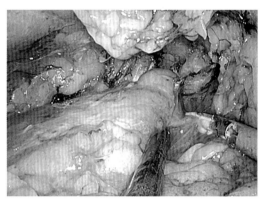

图3-6-4　游离肾上极与肾上腺平面

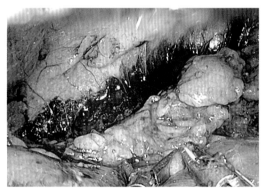

图3-6-5　游离肾上腺各面（一）

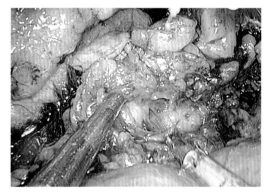

图3-6-5　游离肾上腺各面（二）

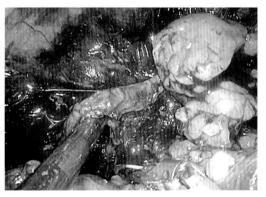

图3-6-5　游离肾上腺各面（三）

7 进一步显露左肾上腺中央静脉，充分游离后用Hem-o-lok夹闭，切断（图3-6-6）。

8 以超声刀离断肾上腺周围血供，直至完全切除左肾上腺（图3-6-7）。

9 仔细检查创面，充分止血后，取出切除的肾上腺标本，留置引流管，关闭切口。

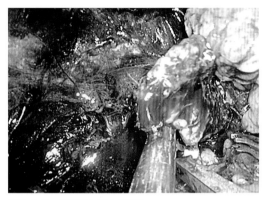 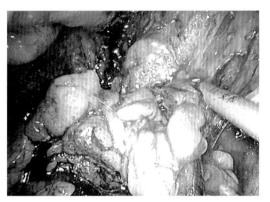

图3-6-6 切断肾上腺中央静脉　　　　　　　图3-6-7 完整切除左肾上腺

手术过程 — 右肾上腺

1 手术入路采用经腹膜后腔入路方式。常规消毒铺单。

2 建立气腹。采用4孔（腋中线髂嵴上3cm，腋后线12肋下，腋前线12肋下，1、3孔之间）。

3 清理右侧腹膜外脂肪，于腹膜反折背侧纵行打开肾周筋膜，显露肾周脂肪囊，游离肾周脂肪囊进一步显露肾脏（图3-6-8）。

4 见右侧肾周粘连程度较轻，予以松解粘连，进一步扩大后腹腔间隙（图3-6-9）。

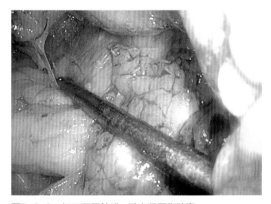 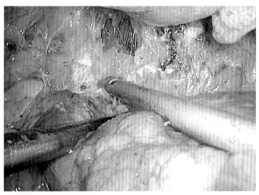

图3-6-8 打开肾周筋膜，游离肾周脂肪囊　　　图3-6-9 沿肾表面游离，扩大空间

5　将右肾上极充分游离，遂将右侧肾上腺与右肾上极完全分离（图3-6-10）。

6　沿腹膜游离右肾上腺脂肪囊，逐步显露右肾上腺下腔静脉侧（图3-6-11）。

7　向头侧慢慢牵拉右肾上腺，显露右侧中央静脉。用Hem-o-lok夹闭后离断（图3-6-12）。

8　以超声刀离断肾上腺周围血供，直至完全切除右肾上腺（图3-6-13）。

9　仔细检查创面，充分止血后，取出切除的肾上腺标本，留置引流管，关闭切口。

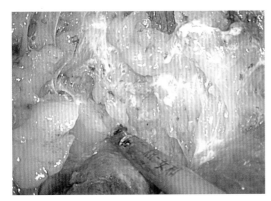

图3-6-10　分离肾上腺肾脏面

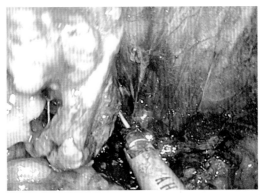

图3-6-11　沿肾上腺腹侧面分离肾上腺

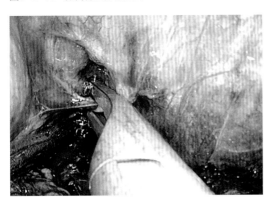

图3-6-12　分离切断中央静脉

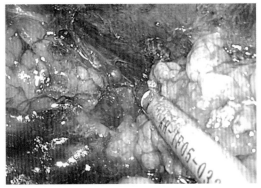

图3-6-13　游离完整切除肾上腺

1 库欣综合征患者手术入路的选择：对于库欣综合征患者来说，组织结构具有相对"糟脆"和易出血的特点，因此，操作要格外小心。对于手术入路的选择，尤其是需要切除双侧肾上腺的病例，一般有经腹腔入路和经腹膜后腔入路两种。经腹腔入路可以免去切除另外一侧肾上腺时需要更换体位的过程，但由于患者一般较胖，且行右侧切除时需要挡开肝脏，操作起来相对困难，建议行腹膜后腔途径双侧分别切除。

2 肾上腺中央静脉处理原则：处理双侧肾上腺中央静脉首先要明确中央静脉的解剖位置，在游离肾上腺腹侧血管区时要逐层电凝分离，直至显露中央静脉后用Hem-o-lok夹闭。特别要注意中央静脉偶有变异的情况。

左　　　　右

腹腔镜经腹膜后腔左侧嗜铬细胞瘤切除术

病历摘要

主诉：高血压2年，心悸、胸闷、发现左腹膜后腔肿物5个月余。

病史：女性，35岁。患者诉2年前发现血压升高，最高达220/180mmHg，伴多汗，偶伴头晕、头痛、心悸，无发热，无肢端湿冷，无乏力。患者于当地医院就诊，按原发性高血压口服药物治疗，血压控制欠佳。2020年11月患者无明显诱因突发心悸、胸闷，于当地医院就诊，完善CT、MRI等影像学检查，发现左腹膜后腔约7cm大小肿物，增强扫描可见不均匀强化（图3-7-1～图3-7-3）。患者为求进一步诊治来我院门诊就诊，完善相关内分泌检查，24h尿儿茶酚胺示NE 2113.15μg/24h，E 26.10μg/24h，DA 580.08μg/24h；NMN 58.54nmol/L。考虑患者为嗜铬细胞瘤可能性大，2020年11月底开始予患者口服酚苄明30mg q8h药物准备，用药期间患者一般情况可，血压、心率控制可。

既往史：2型糖尿病2年，目前皮下注射甘舒霖，平素血糖控制可；2019年行剖宫产手术。

查体：心肺无特殊，下腹可见剖宫产手术瘢痕。

影像资料

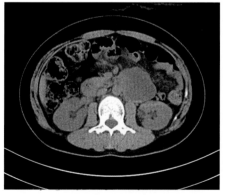
图3-7-1 肾上腺CT平扫图像（横断面）

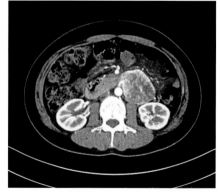
图3-7-2 肾上腺CT增强图像（横断面）

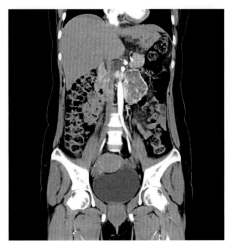

图3-7-3　肾上腺CT增强图像（冠状面）

术前评估　　　患者影像学检查提示左肾上腺肿物，大小约7cm×6cm，强化明显，结合患者临床高血压、心悸等症状，以及内分泌检查，24h尿儿茶酚胺NE、E、DA，NMN均明显升高，考虑左肾上腺嗜铬细胞瘤诊断基本明确，手术适应证明确。

　　　门诊评估心肺功能未见明显异常，远处未见其他部位副神经节瘤证据。口服酚苄明准备4个月余，术前药物准备充分。拟行手术治疗，手术方式为腹腔镜左肾上腺嗜铬细胞瘤切除术。

手术过程

1. 采用经腹膜后腔上尿路手术操作体位。术前于病房标记手术侧。采用插管全麻。留置尿管。常规消毒铺单。

2. 建立腹膜后腔后，置入上尿路手术通路。本例手术采用4孔。

3. 清理腹膜外脂肪，辨认腹膜反折后，于腹膜反折背侧纵行打开肾周筋膜，显露腰大肌及肾周脂肪囊（图3-7-4）。

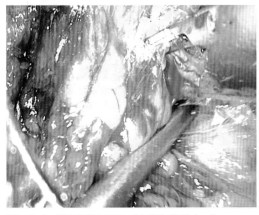

图3-7-4　清理腹膜外脂肪，打开肾周筋膜（一）

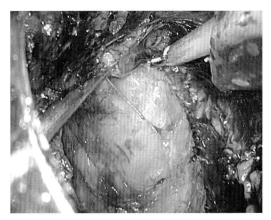

图3-7-4　清理腹膜外脂肪，打开肾周筋膜（二）

4 于靠近腹膜的位置，纵行打开肾脂肪囊，充分游离左肾（图3-7-5）。

5 于肾脏中上极向内侧及深部继续游离，逐渐暴露肿瘤，可见肿瘤相应包膜（图3-7-6）。

6 紧贴肿瘤包膜，于肿瘤表面钝性及锐性分离相结合游离。肿瘤腹侧新生血管较少，界面一般较为清楚（图3-7-7）。

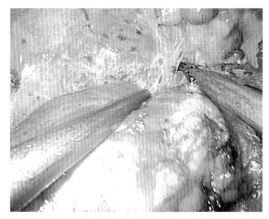

图3-7-5 打开肾周脂肪囊，向上游离肾脏腹侧面（一）

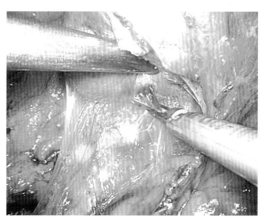

图3-7-5 打开肾周脂肪囊，向上游离肾脏腹侧面（二）

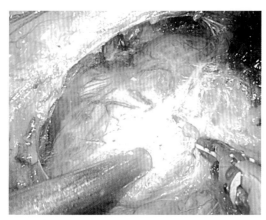

图3-7-6 分离定位肿瘤

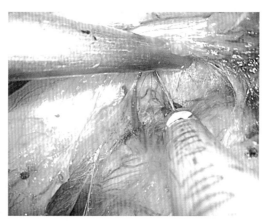

图3-7-7 沿腹侧分离肿瘤

7 肿瘤表面多发供应血管及回流静脉，仔细离断，减少出血（图3-7-8）。

8 肿瘤背侧新生供应血管较多，Hem-o-lok夹闭并离断，逐渐将肿瘤抬起（图3-7-9）。

9 分离肿瘤上极，将肿瘤与肾上腺分离（图3-7-10）。

10 继续充分游离，直至将肿瘤完全切除（图3-7-11）。

11 仔细止血后，经辅助孔置入标本袋，将肿瘤置入袋中。放置引流管。最后扩大辅助孔切口后，将标本完整取出。

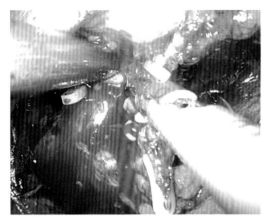

图3-7-8　边分离肿瘤，边止血

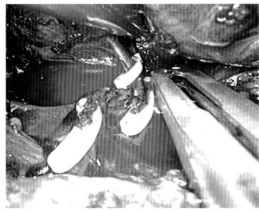

图3-7-9　分离肿瘤背侧

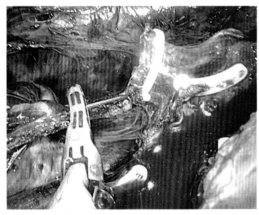

图3-7-10　分离肿瘤上极

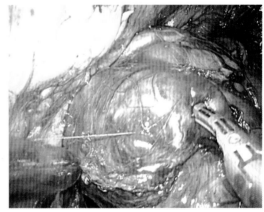

图3-7-11　完整切除肿瘤

1 手术途径的选择：腹腔镜肾上腺嗜铬细胞瘤切除术可以采用经腹腔或经腹膜后腔途径。应按照术者习惯、肿瘤位置、肿瘤大小、左右侧、与周围脏器血管关系等因素决定。经腹腔途径，可以提供较为宽敞的操作空间，更多的解剖标记，对初学者而言，经腹腔途径操作更方便、更安全。对于腹腔镜操作较为熟练，或对经腹腔途径经验较少的医生，经腹膜后腔途径嗜铬细胞瘤切除也是同样可行的，经腹膜后腔途径优点为避开了肠道干扰，受周围脏器影响小，解剖结构简单。

2 肾脏的充分游离：经腹膜后腔途径，肾脏的充分游离对嗜铬细胞瘤切除尤其是体积较大的肿瘤切除有重要的作用，充分游离肾脏后，对肿瘤的暴露、分离，以及离断新生供应血管、局部出血后止血等，均有更好的空间及术野，磨刀不误砍柴工，肾脏的充分游离是嗜铬细胞瘤切除术中的重要步骤。

3 嗜铬细胞瘤的血运：嗜铬细胞瘤一般血运较为丰富，新生供应血管较多且杂，尤其是背侧及肿瘤下极，术中应仔细游离，多数稍粗血管均应使用Hem-o-lok夹闭并离断。局部少量出血不应过分纠缠，嗜铬细胞瘤在切除过程中局部往往出血较多，整个肿瘤完整切除后局部出血自然减少。

4 肾上腺的保留：肾上腺嗜铬细胞瘤应根据术前影像学、术中对肾上腺的解剖决定是否保留肾上腺。若肾上腺体积较小且与肿瘤分离困难，可一并切除；若肿瘤较小，相对粘连较轻，或者为双侧肿瘤，则应尽量保留肾上腺组织。

病例 8 腹腔镜经腹腔右侧副神经节瘤切除术

病历摘要

主诉：间断心悸、胸痛、血压升高4个月，发现腹膜后腔肿瘤2个月余。

病史：女性，40岁。患者于2022年3月因劳累后出现心悸、胸痛，无头痛、大汗，就诊于社区医院，心电图提示窦性心动过速，心率>120次/分，测血压>150/100mmHg，口服美托洛尔后，血压降至正常，心率110次/分，心悸、胸痛症状缓解。进一步就诊于中国医学科学院阜外医院，内分泌检查提示血儿茶酚胺：NE 2.092ng/ml（正常值<0.548），NMN 0.886ng/ml（正常值0.01~0.168）；尿儿茶酚胺：NMN 3291.02μg/24h（正常值28~615）。2022年5月行腹部CTA提示右肾门旁占位，大小约40mm×42mm，不均匀强化，内见坏死囊性病变，考虑副神经节瘤可能性大。2022年6月于我院内分泌科诊治，血MN 0.11nmol/L，NMN 8.16nmol/L，24h尿儿茶酚胺：NE 756.8μg/24h，CTU提示腹膜后腔、下腔静脉右侧囊实性肿块，大小约4.4cm×4.2cm×5.0cm，边缘明显不均匀强化，中心可见无强化囊变坏死，考虑副神经节瘤可能（图3-8-1~图3-8-4）。奥曲肽、MIBG及PET-CT均考虑副神经节瘤可能性大。患者否认四肢麻木及乏力，否认脸部变圆、向心性肥胖、腹部紫纹，综合考虑诊断为副神经节瘤可能性大，建议手术治疗，并予口服酚苄明术前准备：7.5mg tid（2022-6-10）→10mg tid（2022-6-20）→15mg+15mg+10mg（2022-7-1）→15mg tid（2022-7-8）。自服药以来，患者体重增加约1.5kg，目前轻度鼻塞，四肢末端稍凉、潮湿，现患者为行手术治疗入住我科。患者近期精神、睡眠、食欲可，小便如常，大便干结，长期使用开塞露辅助通便，近2个月体重增加约1.5kg。

既往史：发现甲状腺结节病史3年，血小板升高3年，子宫多发肌瘤2年，卵巢囊肿2年，乳腺结节伴增生2年。

查体：肢端稍凉、潮湿。余无特殊异常。

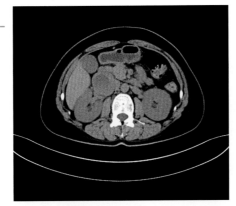

图3-8-1 腹部CT影像（平扫）

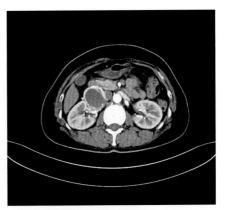

图3-8-2 腹部CT影像（增强）

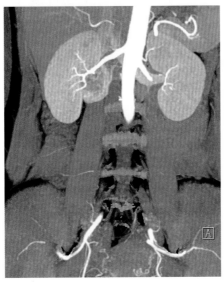

图3-8-3 腹部CT影像（重建）

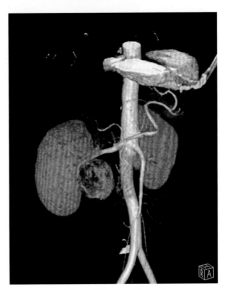

图3-8-4 腹部CT影像（三维重建）

术前准备　入院后完善术前评估，患者无发作性症状，血压稳定在120/70mmHg，心率70~90次/分，体重增加1.5kg。全血细胞分析：HCT 38.8%。余未见特殊异常。根据患者病情，拟行经腹腹腔镜右侧副神经节瘤切除。

手术过程

1. 采用经腹上尿路手术操作体位。术前于病房标记手术侧。采用插管全麻。留置尿管。常规消毒铺单。

2. 半侧卧位，右侧与水平面呈45°。建立经腹途径上尿路手术通道。本例手术采用5孔（分别为：1脐上0.5cm。2右侧腋前线12肋下4cm处。3脐上10cm处偏左侧1cm。4右侧锁骨中线脐右下方5cm处。5剑突下2cm处）。

3　发现右侧升结肠广泛粘连于右侧腹壁，仔细游离（图3-8-5）。

4　打开右侧腹膜，向下游离升结肠及十二指肠，使用针持阻挡覆盖于手术区域的部分肝右叶（图3-8-6）。

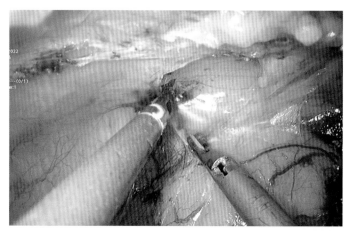

图3-8-5　分离右结肠旁沟

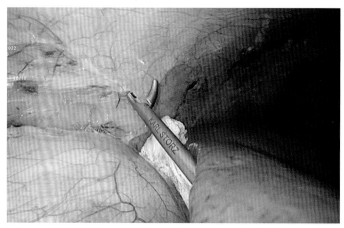

图3-8-6　打开右侧腹膜，挡开肝脏（一）

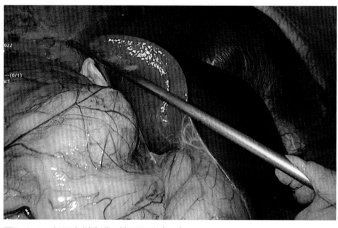

图3-8-6　打开右侧腹膜，挡开肝脏（二）

5 可见肿瘤位于肝右叶下方；右肾内下方；腔静脉外侧，紧贴腔静脉表面；右肾动静脉前方，紧密挤压右肾动静脉。数量1个，大小5～8cm，血供丰富，包膜完整，局部粘连重（图3-8-7）。

6 沿肿瘤表面打开肠系膜，注意不要损伤肠系膜血管（图3-8-8）。

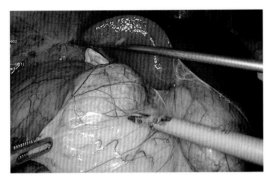

图3-8-7 暴露肿瘤，整体观察其外形

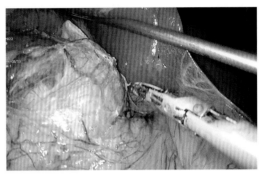

图3-8-8 打开肿瘤表面肠系膜（一）

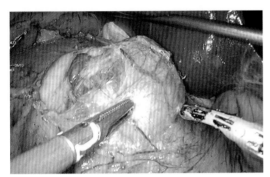

图3-8-8 打开肿瘤表面肠系膜（二）

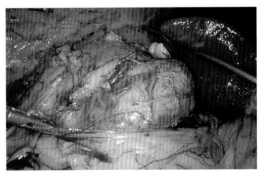

图3-8-8 打开肿瘤表面肠系膜（三）

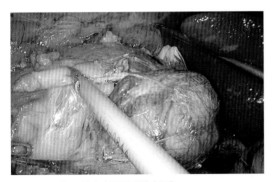

图3-8-8 打开肿瘤表面肠系膜（四）

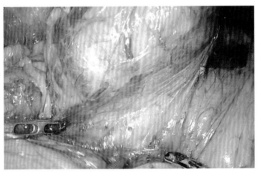

图3-8-8 打开肿瘤表面肠系膜（五）

7 先分离肿瘤底部，将肿瘤抬起（图3-8-9）。可见肿瘤血运丰富，表面密布怒张的血管，紧贴肿瘤表面完整游离肿瘤，使用Hem-o-lok夹闭多支来源于腹主动脉的血管（图3-8-10），注意保护下腔静脉、右肾动静脉、升结肠及十二指肠，完整切除肿瘤（图3-8-11）。

8 完整取出肿瘤。

9 局部放置止血材料，留置肾周引流管，手术结束，肿瘤大体标本见图3-8-12，图3-8-13。

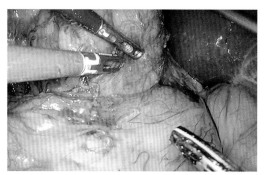

图3-8-9　抬起肿瘤底部

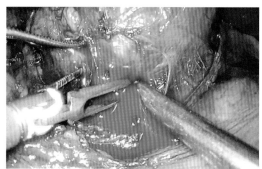

图3-8-10　分离切断肿瘤底部血供（一）

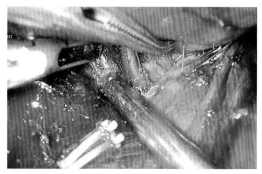

图3-8-10　分离切断肿瘤底部血供（二）

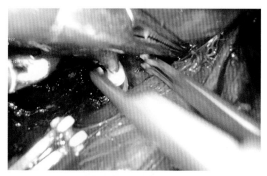

图3-8-10　分离切断肿瘤底部血供（三）

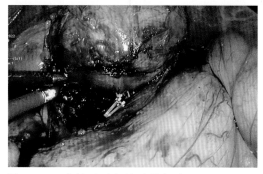

图3-8-10　分离切断肿瘤底部血供（四）

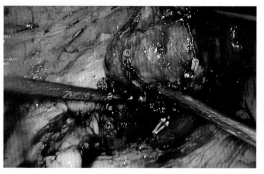

图3-8-10　分离切断肿瘤底部血供（五）

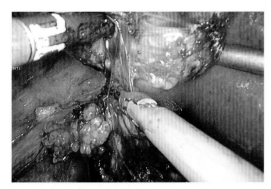

图3-8-10 分离切断肿瘤底部血供（六）

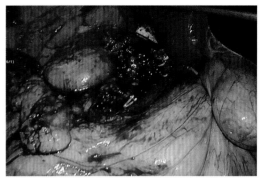

图3-8-11 完整切除肿瘤

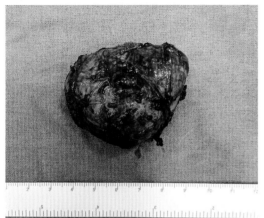

图3-8-12 肿瘤大体标本

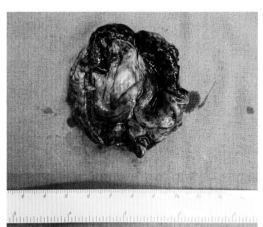

图3-8-13 肿瘤大体标本剖面图

专家点评

1 本例手术可以使我们了解副神经节瘤的特点和处理。副神经节瘤血供丰富，邻近血管均可以对其进行血液供应，血管常在肿瘤表面分布，分离时容易损伤出血，术中处理时应首先暴露肿瘤，观察肿瘤的位置、大小、周围脏器关系，然后沿肿瘤仔细分离，边分离边夹闭离断血供，切断之前可以使用分离钳先夹闭，再行切断，如有出血可使用Hem-o-lok夹闭。

2 副神经节瘤主要位于交感神经节分布范围内，副神经节瘤曾称肾上腺外的嗜铬细胞瘤，此肿瘤可以释放儿茶酚胺，影响患者的心血管系统，因此，诊断明确后，应用酚苄明术前准备，待患者血压、心率稳定，体重增加，微循环扩张时再行手术治疗。

病例 9 腹腔镜经腹膜后腔右肾上腺皮质癌根治术（中央静脉瘤栓处理）

病历摘要

主诉： 体检发现右肾上腺肿瘤3个月。

病史： 女性，54岁。患者于3月前因腹痛就诊于当地医院，行增强CT提示右肾上腺肿瘤，大小约3.4cm×2.5cm，可见动脉期不均匀强化，静脉期强化略减低；病灶内不规则无强化区（图3-9-1）。予镇痛、对症处理，腹痛可缓解。患者无高血压、周期性乏力、脸变圆外貌改变、头痛、心悸等症状。患者为求进一步诊治求诊于我院，查PET-CT示：右肾上腺软组织密度结节，代谢增高，SUV_{max}6.2，考虑恶性病变；双肺多发代谢增高结节，SUV_{max}4.5，均考虑肿瘤转移灶。诊断"右肾上腺肿瘤，肾上腺皮质癌可能性大，双肺转移可能性大"，收入院进一步治疗。

既往史： 发现胆囊结石3个月。

查体： 未见特殊异常。

影像资料

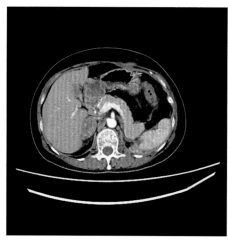

图3-9-1 腹部增强CT图像

术前准备

入院后完善术前评估，未见特殊异常。根据患者病情，拟行经腹膜后腔右肾上腺全切术。术前阅片见右肾上腺肿瘤与下腔静脉关系密切，不能排除瘤栓可能。

手术过程

1. 采用经腹膜后腔上尿路手术操作体位。术前于病房标记手术侧。采用插管全麻。留置尿管。常规消毒铺单。

2. 建立腹膜后腔途径上尿路手术通道。本例手术采用4孔，助手辅助牵引后，显露更清楚。

3. 清理腹膜后腔脂肪。患者较瘦，清理腹膜外脂肪时应注意不要损伤腹膜（图3-9-2）。

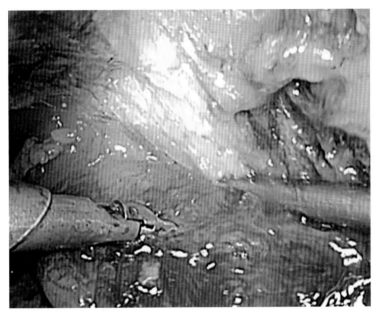

图3-9-2 清理腹膜外脂肪（一）

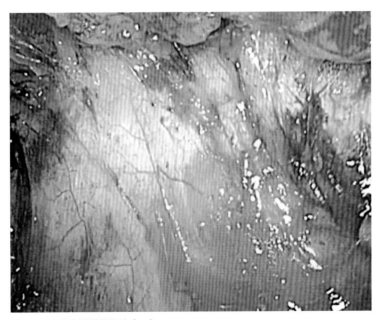

图3-9-2 清理腹膜外脂肪（二）

4　打开肾周筋膜（图3-9-3）。

5　患者肾周脂肪较少，采用沿肾脏表面入路（图3-9-4）。

6　沿肾脏表面向上游离至肾上腺底面（图3-9-5）。

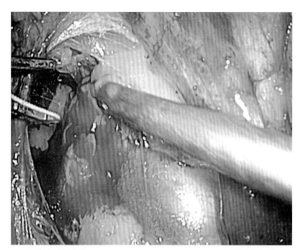

图3-9-3　打开肾周筋膜，暴露肾脏

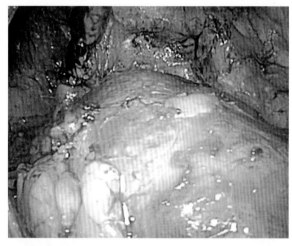

图3-9-4　沿肾腹侧向膈面分离

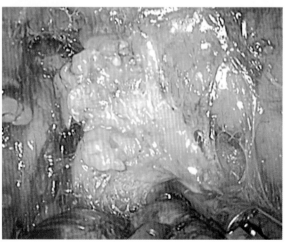

图3-9-5　分离肾上腺的肾脏面

7 充分暴露右肾上腺组织。采用逆向分离方法，先分离右肾上腺底部，将肾上腺抬起，逆向向上分离，然后分离腰大肌平面，通过腹膜牵拉悬吊将肾上腺拉起。然后分离腹侧。这样防止肾上腺下垂而影响手术操作。将肾上腺周围脂肪整块切除，达到皮质癌R0切除标准（图3-9-6）。

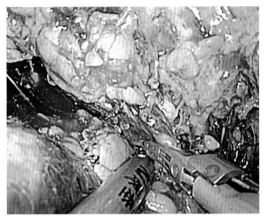

图3-9-6 分离肾上腺组织（一）

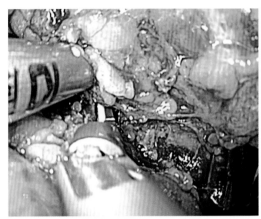

图3-9-6 分离肾上腺组织（二）

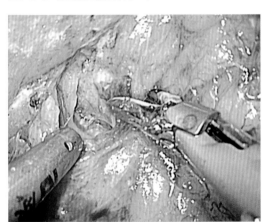

图3-9-6 分离肾上腺组织（三）

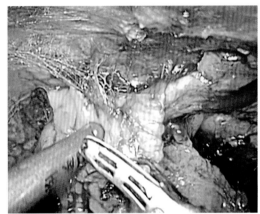

图3-9-6 分离肾上腺组织（四）

8　最后分离右肾上腺内侧面。分离右侧中央静脉，向外侧牵拉右肾上腺，可以看到中央静脉内有实性物质，部分位于下腔静脉内（图3-9-7）。

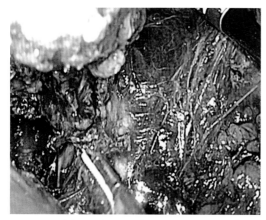

图3-9-7　分离暴露中央静脉（一）

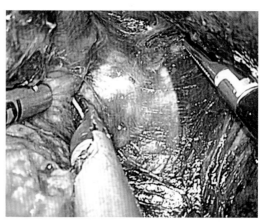

图3-9-7　分离暴露中央静脉（二）

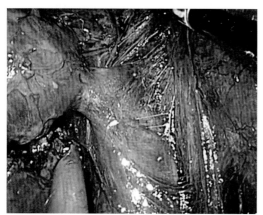

图3-9-7　分离暴露中央静脉（三）

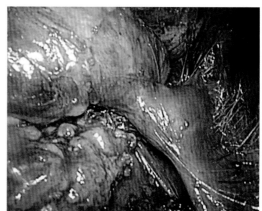

图3-9-7　分离暴露中央静脉（四）

9　向外侧牵拉右肾上腺，使用弯哈巴狗钳于肿瘤远端夹闭部分下腔静脉。向外侧牵拉右肾上腺可以看到瘤栓的范围，于瘤栓外侧夹闭部分下腔静脉壁（图3-9-8）。切除部分下腔静脉壁、右肾上腺及瘤栓（图3-9-9）。

10　缝合下腔静脉壁（图3-9-10）。

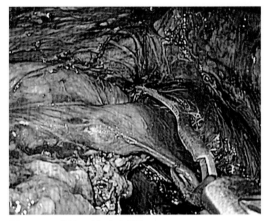

图3-9-8　牵拉、夹闭中央静脉

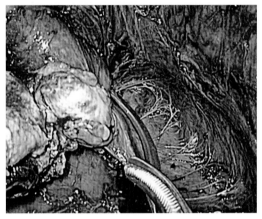

图3-9-9　切除部分下腔静脉壁，右肾上腺及瘤栓

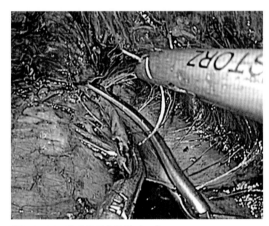

图3-9-10　缝合下腔静脉壁（一）

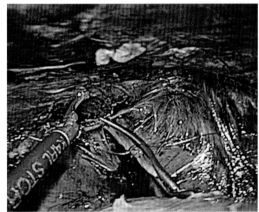

图3-9-10　缝合下腔静脉壁（二）

⑪ 松开阻断，观察缝合处是否有活动性出血（图3-9-11）。

⑫ 完整取出肿瘤（图3-9-12）。

⑬ 局部放置止血材料，留置肾周引流管。手术结束。

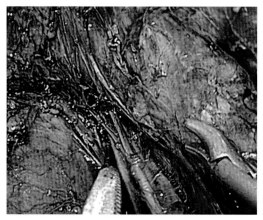

图3-9-11　松开阻断，检查出血

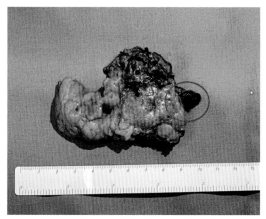

图3-9-12　肿瘤大体标本

❶ 本例手术的特点在于皮质癌R0切除和瘤栓的处理。基本思路同肾癌瘤栓的处理，牵拉肾上腺明确瘤栓范围，于瘤栓近端阻断、切除、缝合血管。中央静脉较短、较细，因此使用弯哈巴狗钳阻断，弯哈巴狗钳的弧度正好起到心耳钳的作用。术前读片发现肾上中央静脉内可能有瘤栓，术前作了充分准备，因此手术按计划顺利完成。

❷ MRI对瘤栓的诊断效果更佳。如果考虑瘤栓可能，术前可以加做MRI，更能明确诊断，有利于手术策略的制定。

腹腔镜经腹膜后腔右肾上腺囊肿切除术

病历摘要

主诉： 查体发现右肾上腺囊性肿物2个月。

病史： 女性，41岁。患者2个月前因间断右腰腹部钝痛于外院就诊，完善腹盆部CT平扫，发现右肾上腺区两枚类圆形低密度影，直径分别为6.7cm、4.2cm。为进一步诊治就诊于我院泌尿外科门诊。腹盆部增强CT提示：右肾上腺可见两枚类圆形无明显强化稍低密度影，较大者直径约6.3cm，CT值约为20.1HU，边缘可见钙化灶；考虑右肾上腺囊肿伴囊壁钙化可能（图3-10-1）。内分泌相关化验结果提示：ALD2 610.8pmol/L（22.05ng/dl），PRA2 0.06ng/（ml·h），血浆ACTH 5.9pg/ml，血皮质醇（8am）201.48nmol/L（7.3μg/dl）。奥曲肽显像结果提示：右肾上腺区见两处囊性低密度影，大小分别为6.6cm×5.9cm，4.6cm×4.3cm，较大者边缘见钙化灶，未见放射性摄取增高。为手术治疗，门诊以"右肾上腺囊肿"收入院。

既往史： 剖宫产术后5年；慢性胆囊炎史。

查体： 神志清楚，心肺腹查体无特殊，无满月脸、水牛背，无向心性肥胖体征，皮肤未见紫纹、瘀斑，双肾区无包块、无叩击痛，双侧输尿管走行区无压痛，耻骨上区未触及充盈膀胱。

影像资料

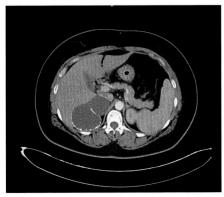

图3-10-1　腹部CT增强图像

术前评估

　　患者腹盆增强CT提示：右肾上腺可见两枚类圆形无明显强化稍低密度影，较大者直径约6.3cm，CT值约为20.1HU，边缘可见钙化灶；考虑右肾上腺囊肿伴囊壁钙化。奥曲肽SPECT/CT显像检查结果阴性。结合患者症状体征、内分泌化验结果，考虑右肾上腺囊肿诊断基本明确，囊肿体积较大伴钙化，且患者积极要求手术处理，手术适应证明确。门诊进一步补充评估心肺功能，未见明显异常。

　　拟行手术方式为腹腔镜右肾上腺囊肿切除术。

手术过程

1. 患者体位采用经腹膜后腔腹腔镜上尿路手术体位，术前于病房标记手术侧，采用插管全麻，留置尿管，常规消毒铺单。

2. 建立腹膜后腔，本例手术采用4孔。

3. 清理腹膜外脂肪，辨认腹膜反折后，于腹膜反折背侧纵行打开肾周筋膜，显露腰大肌及肾周脂肪囊（图3-10-2）。

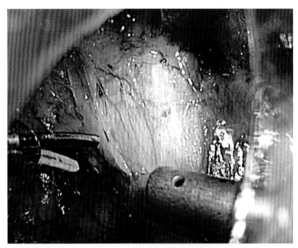

图3-10-2　清除腹膜外脂肪，打开肾周筋膜（一）

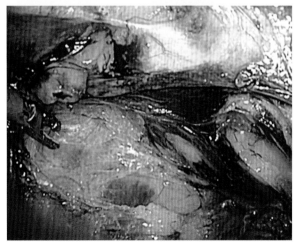

图3-10-2　清除腹膜外脂肪，打开肾周筋膜（二）

4. 应用吸引器和超声刀，采用钝性和锐性分离相结合的方法，分别沿肾周脂肪囊与腰大肌之间、肾周脂肪囊与腹膜之间向上游离脂肪囊，显露肾上腺腺体及囊肿（图3-10-3）。

5. 沿肾上腺及囊肿表面游离周围脂肪组织，超声刀凝闭周围小血管，将肾上腺囊肿从腰大肌、腹膜表面充分游离（图3-10-4）。

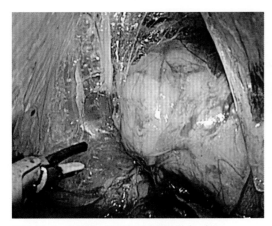

图3-10-3　从背侧、腹侧分离暴露肿物（一）

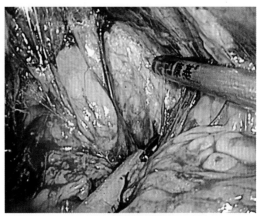

图3-10-3　从背侧、腹侧分离暴露肿物（二）

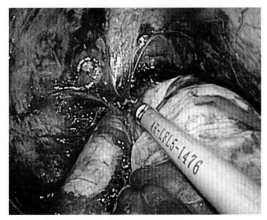

图3-10-4　沿肿物表面游离（一）

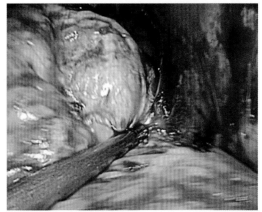

图3-10-4　沿肿物表面游离（二）

6　超声刀打开肾上极脂肪囊，显露肾上极表面，将肾上腺囊肿及腺体向上抬起，钝性和锐性分离相结合，使之与肾上极之间充分游离，超声刀凝闭小血管（图3-10-5）。

7　肾上腺及囊肿大部分游离后，沿肾上腺内侧缘和下腔静脉之间寻找右肾上腺中央静脉，Hem-o-lok夹闭中央静脉并离断。最后离断周围组织，将肾上腺囊肿完整切除（图3-10-6）。

8　检查创面有无活动性出血，仔细止血，经辅助孔置入标本袋，将标本置入袋中并取出（图3-10-7）。放置引流管，手术结束。

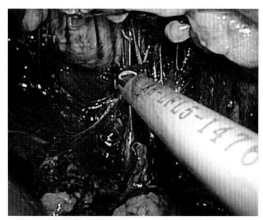

图3-10-5　分离肾上腺肾脏面

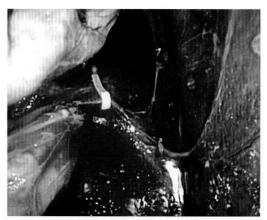

图3-10-6　分离并切断中央静脉

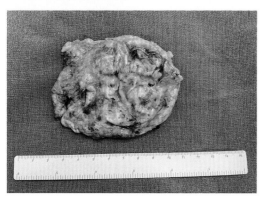

图3-10-7　肾上腺囊肿大体标本（一）

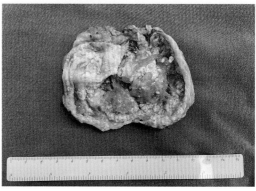

图3-10-7　肾上腺囊肿大体标本（二）

1 手术路径的选择：经腹腔或经腹膜后腔途径均可，需要结合患者自身条件和医生的经验，进行综合判断。由于经腹膜后腔途径更加直接，对腹腔内肠道影响较小，术后患者恢复更快，我科更多采用经腹膜后腔途径进行肾上腺囊肿切除术。但由于腹膜后腔是一个潜在间隙，空间较小，对于较大的囊肿，应充分游离腹膜外脂肪，尽量推开腹膜，以便获得更开阔的术野和操作空间。

2 肾上腺的处理：由于肾上腺囊肿为良性病变，可以仅将囊肿完整游离切除，而保留正常肾上腺组织。由于本例患者肾上腺囊肿体积较大，腺体的正常形态和结构消失，正常肾上腺组织残留很少，本例手术将肾上腺囊肿和全部腺体完整切除。对于体积较小的囊肿，建议保留部分腺体。

3 囊肿的处理：肾上腺囊肿为良性病变，且囊壁通常较薄，术中操作时很难避免囊肿的破裂。尤其对于较大体积的肾上腺囊肿，为了获得开阔的手术操作空间和术野，也可主动切开囊壁减压，缩小囊肿的体积，有助于降低损伤周围组织的风险。在这种情况下应及时吸净囊液，仔细辨认囊壁和囊肿的界限，确保囊肿的完整切除，避免囊壁残留。

4 血管的处理：对于需完整切除肾上腺的患者，应仔细寻找肾上腺中央静脉，确切夹闭后离断。尤其对于右肾上腺，中央静脉较为短粗并且直接汇入下腔静脉，处理时应细致操作，避免损伤下腔静脉。在游离肾上腺下极与肾上极之间的组织时，应注意确切凝闭肾上腺下方的血管，避免损伤肾蒂血管。应将肾上腺组织向上方抬起，保持张力，获得充分的可操作空间，采用钝性和锐性分离相结合的方式进行。

第四章

肾脏手术

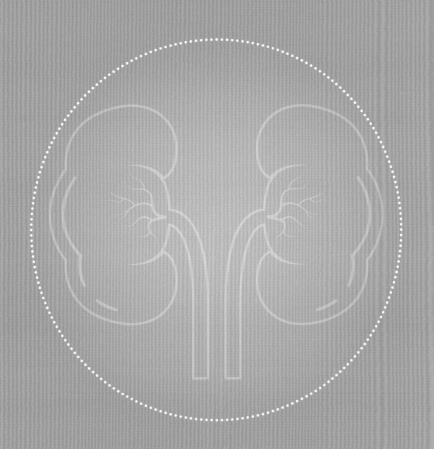

病历摘要

主诉：体检发现右肾肿瘤1年余。

现病史：男性，42岁，1年前体检超声提示右肾肿瘤，直径约4cm，考虑错构瘤，未特殊诊治。复查泌尿系统彩超示：右肾中部中等回声，大小6.0cm×5.4cm×3.6cm，形态规则。胸腹盆增强CT：右肾中部外凸软组织密度肿物，最大截面约5.1cm×4.1cm，考虑恶性病变可能（图4-11-1～图4-11-4）。进一步完善PET/CT示右肾占位，CAIX高表达，考虑透明细胞癌可能。建议手术治疗。病程中否认血压升高，无发热、腹痛、腹泻，无腰痛、血尿等情况。为求进一步手术治疗收入我科。

既往史：既往无特殊。

查体：心肺腹无特殊，双肾区无叩击痛。

辅助检查

血常规：血红蛋白158g/L，白细胞5.0×10^9/L；血肌酐：79μmol/L；ALT：23U/L。

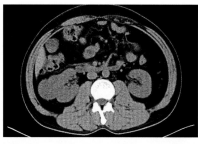

图4-11-1 腹部CT平扫图像

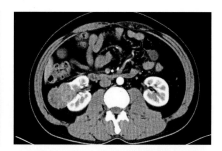

图4-11-2 腹部CT增强动脉期图像

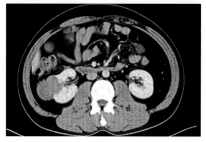

图4-11-3 腹部CT增强实质期图像

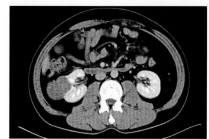

图4-11-4 腹部CT增强排泄期图像

术前评估

患者影像学检查提示右肾肿瘤，直径约6.0cm，考虑恶性可能大。结合患者临床资料，考虑右肾肿瘤诊断基本明确，肾癌可能，临床分期cT1bN0M0。手术适应证明确。

门诊进一步评估心肺功能，未见明显异常。肺部CT未见远处转移证据。肾血流显像提示双肾血流灌注及功能正常，GFR为106.51ml/（min·1.73m^2），其中左肾CFR为52.30ml/（min·1.73m^2），右肾GFR为54.21ml/（min·1.73m^2）。综合以上临床资料，拟定手术方式为腹腔镜右肾根治性切除术。

手术过程

1. 采用经腹膜后腔上尿路手术操作体位。术前于病房标记手术侧。采用插管全麻。留置尿管。常规消毒铺单。
2. 建立腹膜后腔，置入上尿路手术通道。本例手术采用4孔。
3. 清理腹膜外脂肪，辨认腹膜反折（图4-11-5）。

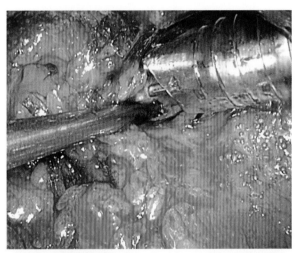

图4-11-5 清理腹膜外脂肪（一）

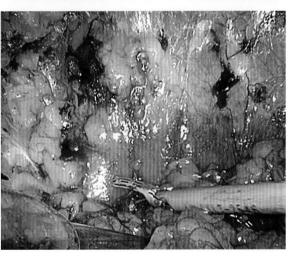

图4-11-5 清理腹膜外脂肪（二）

4　于腹膜反折背侧纵行打开肾周筋膜，显露腰大肌及肾周脂肪囊（图4-11-6）。

5　沿腰大肌表面游离肾周脂肪囊，将肾周脂肪囊向腹侧推开。寻找腰大肌表面的内侧弓状韧带，并在该韧带与腰大肌内侧缘向深面游离，右侧常先显露下腔静脉（图4-11-7）。

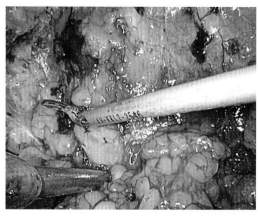

图4-11-6　打开肾周筋膜，显露肾周脂肪囊（一）

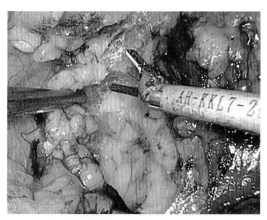

图4-11-6　打开肾周筋膜，显露肾周脂肪囊（二）

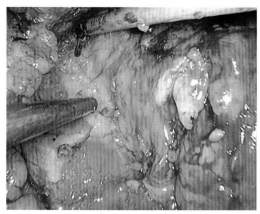

图4-11-7　游离肾脂肪囊背侧（一）

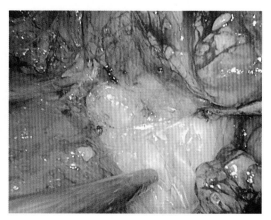

图4-11-7　游离肾脂肪囊背侧（二）

6 肾脏中部，即于肾门处，常可见动脉搏动。超声刀打开血管鞘，分离钳游离肾动脉。Hem-o-lok以"2+1"模式（近心端2枚+远心端1枚）夹闭肾动脉，剪刀切断肾动脉（于近心端2枚Hem-o-lok远端切断）（图4-11-8）。

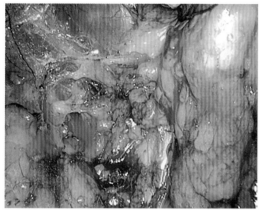

图4-11-8 处理肾动脉（一）

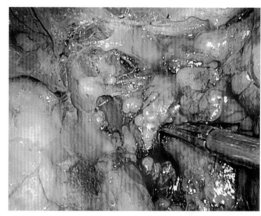

图4-11-8 处理肾动脉（二）

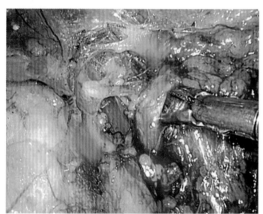

图4-11-8 处理肾动脉（三）

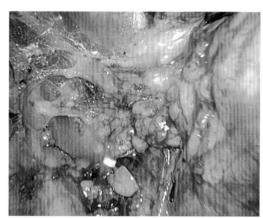

图4-11-8 处理肾动脉（四）

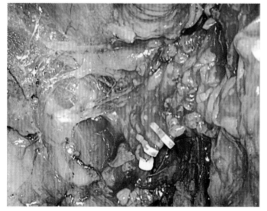

图4-11-8 处理肾动脉（五）

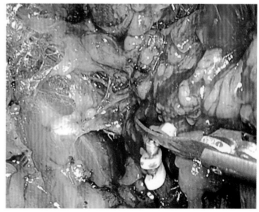

图4-11-8 处理肾动脉（六）

7　沿下腔静脉向上游离，可显露肾静脉以及显露其与下腔静脉的夹角。Hem-o-lok以"2+1"模式（近心端2枚+远心端1枚）夹闭肾静脉，剪刀切断（图4-11-9）（本例患者有2根肾静脉）。

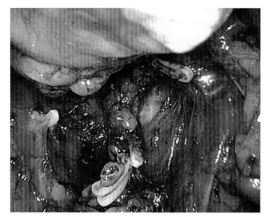

图4-11-9　暴露处理肾静脉（一）

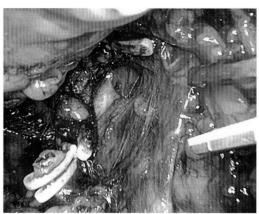

图4-11-9　暴露处理肾静脉（二）

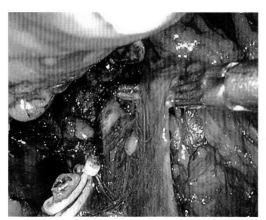

图4-11-9　暴露处理肾静脉（三）

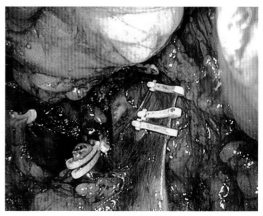

图4-11-9　暴露处理肾静脉（四）

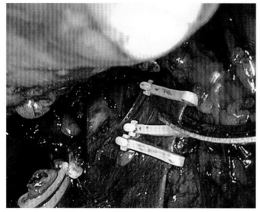

图4-11-9　暴露处理肾静脉（五）

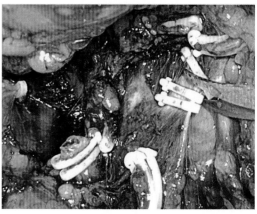

图4-11-9　暴露处理肾静脉（六）

8 于肾前筋膜与腹膜之间向深面游离，暴露肾前间隙，向腹侧和下极扩大。
（图4-11-10）。

9 先游离肾下极，分离输尿管，Hem-o-lok夹闭输尿管、剪刀或超声刀切断
（图4-11-11）。

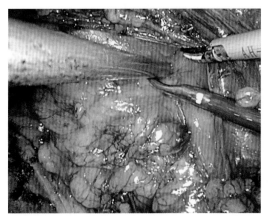

图4-11-10 在脂肪囊外游离肾脏腹侧（一）

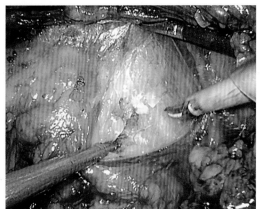

图4-11-10 在脂肪囊外游离肾脏腹侧（二）

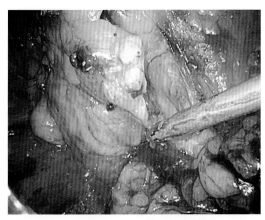

图4-11-11 分离肾下极、输尿管并切断输尿管（一）

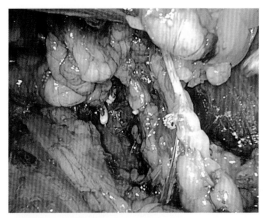

图4-11-11 分离肾下极、输尿管并切断输尿管（二）

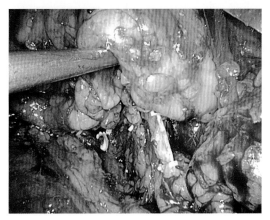

图4-11-11 分离肾下极、输尿管并切断输尿管（三）

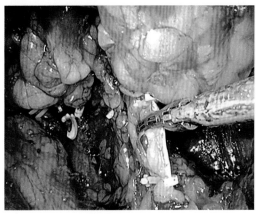

图4-11-11 分离肾下极、输尿管并切断输尿管（四）

10 游离肾上极，保留肾上腺。超声刀完全游离肾背侧、腹侧、上下极剩余组织，将肾脏完全切除（图4-11-12）。

11 延长腹部切口，取出标本。检查有无活动性出血，留置引流管，关闭缝合各切口（图4-11-13）。

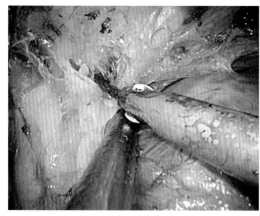

图4-11-12 游离肾上极，完整切除肾脏（一）

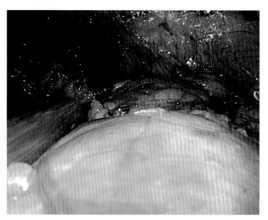

图4-11-12 游离肾上极，完整切除肾脏（二）

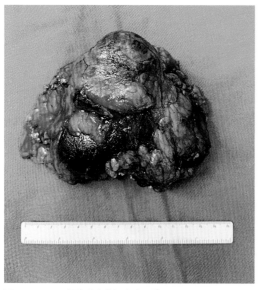

图4-11-13 肾肿瘤大体标本（一）

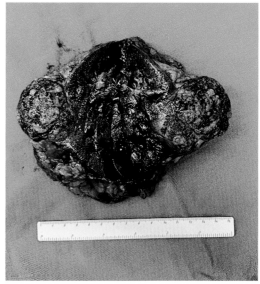

图4-11-13 肾肿瘤大体标本（二）

1 Trocar的置入：因为腹膜后腔空间较小，对于脂肪较多的患者在置入Trocar时，空间的扩展以及辅助孔就非常重要。本例患者在3孔的基础上置入第4孔，作为辅助孔，可辅助术者显露术野以及牵拉组织提供张力。可使术者操作更加方便，手术过程更加流畅。

2 手术途径的选择：经腹膜后腔途径相较于经腹腔途径手术入路更加直接，在有辅助孔推开腹膜、提供张力的情况下，可最大限度地使肾周组织远离腹腔脏器（右侧如肝脏、十二指肠等）。并且对腹腔内肠道影响较小，术后患者恢复更快，我科多采用经腹膜后腔途径进行肾根治性切除术。当然，手术途径的选择还需要结合患者自身条件和医生的经验，进行综合判断。

3 肾门血管的处理：在右肾根治切除过程中，肾血管的处理是尤为重要的。处理顺序通常为先处理肾动脉，再处理肾静脉。肾静脉通常位于肾动脉的前上方，因此经腹膜后腔途径，沿腰大肌分离时通常先看到肾动脉。Hem-o-lok阻断肾血管时，我科通常使用"2+1"模式，即近心端2枚+远心端1枚。对于特殊病例，也可以采用"3+1"模式。右肾动脉相较左肾动脉长，部分患者存在肾动脉分支过早或多支肾动脉的情况，可能使主刀医生将游离出的分支或肾动脉中的一支误以为是肾动脉主干，从而导致肾动脉未完全夹闭，增加出血风险。右肾静脉相对较短，可能存在多支属支分别汇入下腔静脉，本例患者即为2支肾静脉，术中应注意识别。

4 游离肾脏：首先游离肾下极，可以利用肾上极及腹膜的牵拉作用，使游离更加方便，游离肾下极后，将肾抬起，就可以看到输尿管，将输尿管夹闭并切断，继续沿下腔静脉向上游离肾脏，直到越过肾门部血管。在游离肾脏过程中，有时可以发现未离断的副肾动脉和肾静脉分支，可一并按"2+1"模式夹闭切断。游离过程中，可根据术中的情况，多方向、多角度结合游离肾脏。

5 标本取出：肾根治性切除，通常标本体积较大。腹腔镜下将标本装入标本袋中费时费力。在将标本拖出伤口的过程中，标本袋线绳增加了损伤的风险，尤其对肾蒂附近Hem-o-lok的勾挂后拖拽可能有Hem-o-lok脱落的风险。可适当延长切口，在无张力下拖出标本。

病因摘要

主诉： 体检发现左肾肿瘤6年。

现病史： 男性，60岁。患者6年前体检行彩超发现左肾囊性占位，直径约5.1cm，无腰痛、血尿、尿痛、尿频、尿急、腹痛、腹胀等症状。当地医院考虑为囊肿，建议患者密切随诊。6个月前复查彩超提示左肾囊肿体积增大，大小约8.1cm×6.5cm×6.0cm，并行增强CT提示左肾中上极占位，大小约6.5cm×6.1cm×7.9cm，包膜完整，双侧肾上腺不规则，可见多发大小不等的结节影，较大者位于左侧，直径约1.9cm（图4-12-1）。

既往史： 糖尿病二十余年，目前服用盐酸二甲双胍达格列净片，血糖控制可；高血压十余年，目前服用硝苯地平控释片、美托洛制，血压可控制在（130~140）/（80~90）mmHg；乙肝二十余年，未特殊治疗；余无特殊。

个人史： 吸烟二十余年，20支/日；社交性饮酒。

查体： 生命体征平稳，心肺听诊无特殊，两侧肾区无隆起，无叩击痛，沿两侧输尿管走行区无压痛，膀胱区无充盈。肛门及外生殖器未查。

影像资料

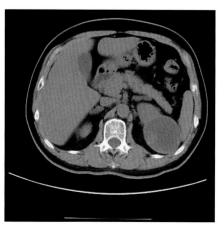

图4-12-1 腹部CT平扫图像

1 腹部增强CT：左肾中上极占位，动静脉期内可见多发强化结节影，延迟期密度轻度降低，病灶大小约6.5cm×6.1cm×7.9cm，边缘清楚并可见包膜，包膜完整。双侧肾上腺不规则，可见多发大小不等的结节影，增强扫描动静脉期强化，延迟退出，较大者位于左侧，直径约1.9cm。

2 腹部平扫CT：左肾上腺占位，直径约1.9cm，腺瘤可能性大，左肾囊性病变，直径约6.5cm，其内片状稍高密度影。

3 肾血流功能显像：总GFR为81.2ml/（min·1.73m^2），右肾GFR为51.9ml/（min·1.73m^2），左肾GFR为29.3ml/（min·1.73m^2）。

显示：左肾中上部乏血供占位可能，余肾组织血流灌注及功能稍差；右肾血流灌注及功能正常。

4 18F-FDG PET/CT 躯干+头断层显像：双侧肾上腺多发低密度结节，未见明显放射性摄取增高，大者位于左侧，大小1.7cm×2.1cm，SUV$_{max}$1.6。左肾上部见囊实性肿块，囊性成分居多，局部囊壁增厚，放射性摄取轻度增高，大小6.3cm×6.3cm，SUV$_{max}$1.9。考虑：左肾上部囊实性肿块，局部囊壁增厚，代谢稍增高，不除外恶性可能；双肾上腺结节，代谢未见增高，考虑良性病变，腺瘤可能。

术前评估

　　本患者因体检彩超发现左肾囊性占位就诊，无明显临床症状，结合增强CT及PET/CT检查，考虑左肾囊性肾癌可能性，瘤体最大径约8cm，同时合并左肾上腺结节。术前评估肌酐正常，肾血流功能显像提示右肾功能正常，左肾功能受损。术前评估心肺功能，未见明显异常，拟采取腹腔镜左肾根治性切除术，常规术前准备。

手术过程

1 插管全麻，留置尿管，采用右侧卧位，常规消毒铺单。

2 于腋中线髂嵴上2cm做第一切口，长于2cm，依次切开皮肤、皮下组织及脂肪，以中弯钳扩开肌层，并进入腹膜后腔。

3 以示指或中指紧贴肌层内侧壁钝性分离腹膜后腔脂肪，建立腹膜后腔间隙。本例手术采用4孔。

4 于第一切口置入10cm Trocar作为观察孔，建立气腹，导入手术器械。

5 游离腹膜后腔脂肪，显露后腹膜，注意游离过程中避免损伤腹膜，如腹膜有破口，建议闭合后再进行下一步手术（图4-12-2）。

6 辨认腹膜反折，打开Gerota's筋膜，显露肾周脂肪（图4-12-3）。

7　沿腰大肌游离肾脏背侧肾周脂肪，辨认弓状韧带，于弓状韧带内侧缘寻及肾动脉，于肾动脉近端夹闭2个Hem-o-lok及远端夹闭1个Hem-o-lok后离断肾动脉（图4-12-4）。

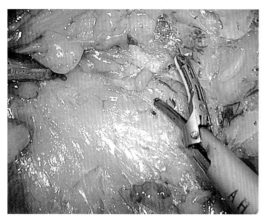

图4-12-2　清理腹膜后腔脂肪

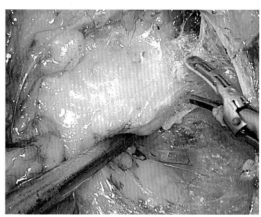

图4-12-3　打开Gerota's筋膜

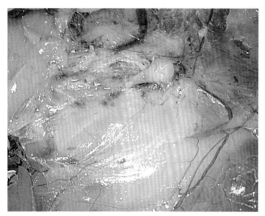

图4-12-4　处理肾动脉（一）

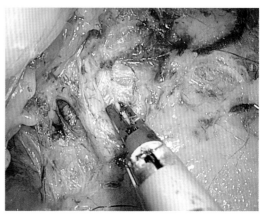

图4-12-4　处理肾动脉（二）

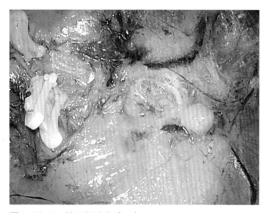

图4-12-4　处理肾动脉（三）

8 于肾动脉腹侧偏下方游离肾蒂脂肪，寻及肾静脉和中央静脉（图4-12-5，图4-12-6），离断方法同肾动脉，但需注意在夹闭肾静脉时确认患肾不存在分支动脉。

9 紧贴腹膜，脂肪囊外钝性游离肾脏中下部，寻及输尿管，并以Hem-o-lok夹闭后离断输尿管（图4-12-7）。

10 继续紧贴腹膜，脂肪囊外钝性加锐性方法游离肾脏上极及肾上腺组织，直至组织标本完全游离（图4-12-8）。

11 将组织标本置入标本袋内，取出，查看组织标本（图4-12-9）。

12 留置引流管，缝合切口。

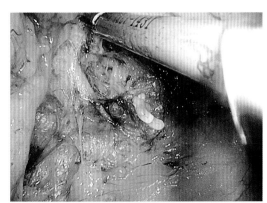

图4-12-5 处理肾静脉（一）

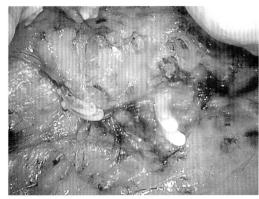

图4-12-5 处理肾静脉（二）

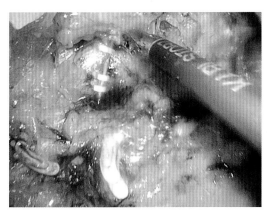

图4-12-6 处理左侧肾上腺中央静脉

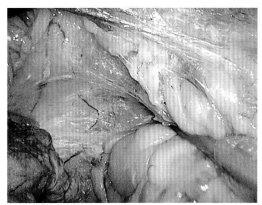

图4-12-7 游离肾下极

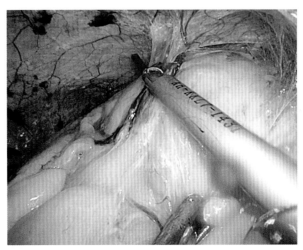

图4-12-8　游离肾上极（一）

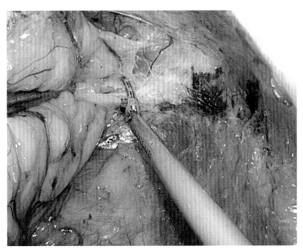

图4-12-8　游离肾上极（二）

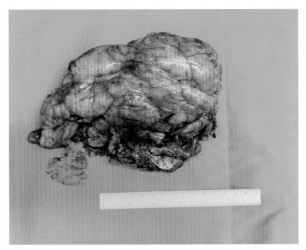

图4-12-9　左肾和左侧肾上腺大体标本

1. 囊性肾癌一般恶性程度较低，发展较为缓慢。该患者病程较长，所以在手术时瘤体最大径已增至约8cm。虽然肿瘤大部分呈外生性，但考虑瘤体含有大量液体，行肾部分切除术易造成瘤体破裂，进而存在肿瘤种植或扩散的风险。同时，术前肾血流功能显像提示右肾功能良好，因而该患者选择根治性肾切除术。

2. 对于肾上极肿瘤，如果瘤体与肾上腺关系不密切，可以考虑保留同侧肾上腺。然而，该患者CT检查提示同侧肾上腺有约1.8cm大小肿瘤，虽然PET/CT提示肾上腺肿瘤为良性可能，但仍不能完全除外为转移病灶。因而，该患者一期切除同侧肾上腺。

3. 囊性肾癌手术的最大难点在于避免肿瘤破裂，因而，在术中应尽量避免大力挤压肿瘤。如果在腹腔镜下操作困难，应及时改为开放手术。

腹腔镜经腹膜后腔右肾部分切除术

病历摘要

主诉： 查体发现右肾肿物4个月余。

病史： 男性，53岁，4个月前因上腹部不适于外院就诊，行腹盆部增强CT检查，结果提示右肾下极可见一等密度小结节，增强扫描呈混杂稍低强化，直径约1cm，考虑恶性可能。患者无明显腰痛，无肉眼血尿，无尿频、尿急、尿痛，外院建议继续随访观察。2周前患者于外院复查腹盆部增强CT，结果提示右肾下极1cm大小等密度结节，增强扫描呈混杂稍低强化，较前无明显变化（图4-13-1）。患者遂于我院泌尿外科门诊就诊，完善泌尿系统超声检查，结果提示右肾下极见混合回声，1.2cm×0.9cm×0.7cm，形态尚规则，边界清，向外凸，内见无回声，CDFI：未见明确血流信号，考虑为右肾下极囊实性病变。目前为进一步手术治疗，门诊以"右肾肿瘤"收入院。

既往： 平素体健。

查体： 神志清楚，精神良好，心肺腹查体无特殊，双肾区无包块、无叩击痛，双侧输尿管走行区无压痛，耻骨上区未触及充盈膀胱。

影像资料

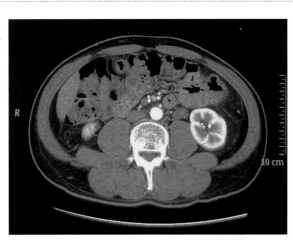

图4-13-1　腹部CT增强图像

术前评估

　　腹盆增强CT检查提示右肾下极可见一等密度小结节，直径约1cm，增强扫描呈混杂稍低强化，考虑恶性可能。泌尿系统超声检查提示右肾下极囊实性病变。结合患者临床资料，诊断为右肾肿瘤，考虑肾细胞癌可能性大，临床分期cT1aN0M0。手术适应证明确。

　　进一步评估心肺功能未见明显异常。胸部CT未见远处转移。肾血流功能显像提示双肾血流灌注及功能正常，GFR为96.3ml/（min·1.73m^2），其中左肾GFR为46.8ml/（min·1.73m^2）；右肾GFR为49.5ml/（min·1.73m^2）。

　　手术方式为腹腔镜经腹膜后腔右肾部分切除术。

手术过程

1　患者体位采用经腹膜后腔腹腔镜手术常用的侧卧位，术前于病房标记手术侧，采用插管全麻，留置尿管，常规消毒铺单。

2　建立腹膜后腔间隙，置入腹腔镜手术操作鞘。本例手术采用4孔（5mm鞘2个、10mm鞘1个、12mm鞘1个）。

3　清理腹膜外脂肪（图4-13-2），辨认腹膜反折后，于腹膜反折背侧纵行打开肾周筋膜（图4-13-3），显露腰大肌及肾周脂肪囊。

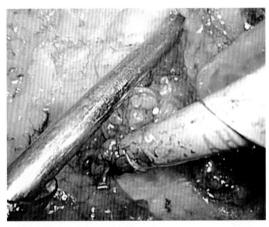

图4-13-2　清理腹膜外脂肪

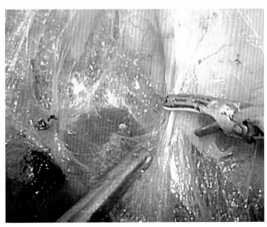

图4-13-3　打开肾周筋膜

4 应用吸引器和超声刀进行钝性和锐性分离，沿腰大肌表面将肾周脂肪囊充
分游离，并向腹侧推开，充分显露腰大肌表面，显露下腔静脉，并沿下腔
静脉表面向上游离表面组织，寻找并游离右肾动脉（图4-13-4）。

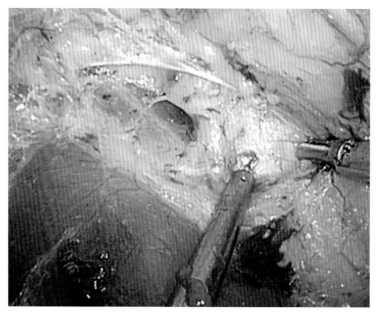

图4-13-4　寻找暴露肾动脉（一）

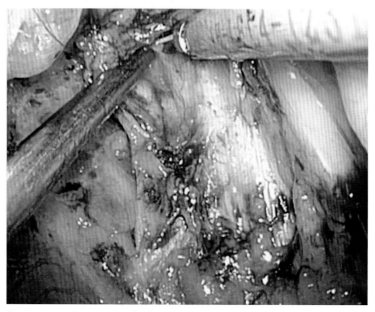

图4-13-4　寻找暴露肾动脉（二）

5　于肾下极靠近腹膜的位置，打开肾周脂肪囊，钝性分离和锐性切割相结合游离右肾中下极，充分显露右肾下极囊实性肿瘤（图4-13-5）。

6　使用血管阻断夹阻断右肾动脉（图4-13-6）。于距离肿瘤边缘0.5cm处剪开肾实质，采用钝性、锐性相结合的方法，游离肿瘤基底部，完整切除右肾肿瘤，注意避免囊性肿瘤破裂，避免过度破坏血管及集合系统（图4-13-7）。

7　采用分层缝合的方法，3-0 v-loc线连续缝合肿瘤基底，收紧后，再用1-0 v-loc线连续缝合创面。线尾用Hem-o-lok固定（图4-13-8）。

8　移除动脉阻断夹，检查肾门及肾脏创面有无活动性出血（图4-13-9）。

9　经辅助孔置入标本袋，将右肾肿瘤置入袋中，取出标本，放置引流管，关闭切口（图4-13-10）。

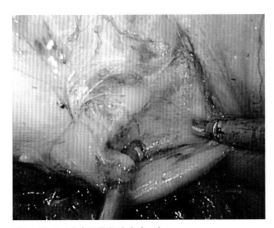

图4-13-5　分离暴露肾肿瘤（一）

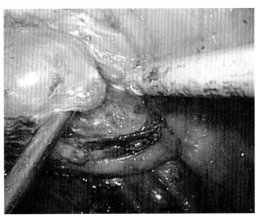

图4-13-5　分离暴露肾肿瘤（二）

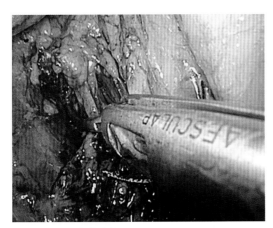

图4-13-6　阻断肾动脉

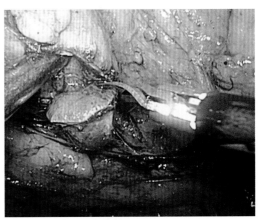

图4-13-7　标记切除肾肿瘤

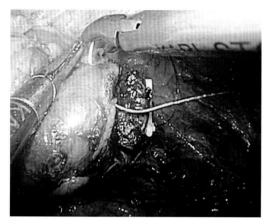

图4-13-8　缝合肾脏创面（一）

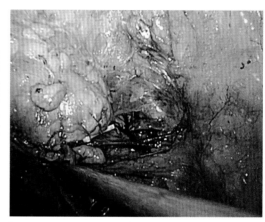

图4-13-8　缝合肾脏创面（二）

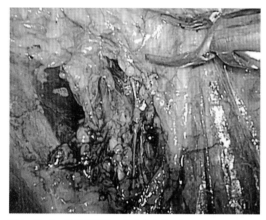

图4-13-9　移除阻断夹，检查出血（一）

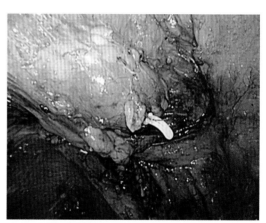

图4-13-9　移除阻断夹，检查出血（二）

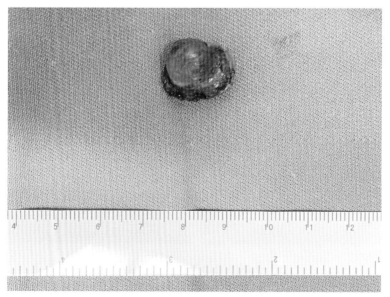

图4-13-10　肾肿瘤大体标本图像

1. 术前诊断的重要性：肾脏囊性肾癌术中一旦破裂，可能会导致肿瘤在术野播散种植，因此，术前的鉴别诊断很重要。应充分结合超声、CT或MRI等影像检查，鉴别囊性肿物为单纯性囊肿还是囊性肿瘤，避免盲目进行囊肿去顶手术而导致肿瘤破裂。

2. 手术路径的选择：应结合患者自身条件和术者熟练程度，选择经腹腔途径或经腹膜后腔途径，两种路径均可考虑。由于经腹膜后腔途径更加直接，对腹腔内肠道影响较小，术后患者恢复更快等优势，我科更多采用经腹膜后腔途径进行腹腔镜肾部分切除术。但对于上极或下极内侧肿瘤和前唇肿瘤，经腹膜后腔途径存在一定的视觉盲区和操作盲区，手术操作时应充分游离肾脏。

3. 肾门血管的处理：肾部分切除手术中，肾动脉的阻断是否完全决定了肿瘤切除过程中术野的出血程度，因此，术前应仔细阅片确认是否存在副肾动脉或过早分支，游离肾动脉时应避免遗漏。为了确保动脉阻断效果，可对多个分支分别进行阻断。在确认没有其他的分支动脉的前提下，肾动脉阻断效果仍欠佳时，应考虑到肾动脉夹闭不严的可能性，可以尝试在肾动脉上并排使用两个阻断夹，以达到完全阻断的效果。

4. 囊性肿瘤的处理：术中应避免囊性肿瘤破裂，以免导致肿瘤种植播散，因此在手术操作过程中应仔细、轻柔，避免操作器械暴力碰触瘤体表面，确保肿瘤切除的完整性。对于体积较大的囊性肿瘤，应避免过度苛求微创手术方式，必要时应及时中转开放手术，避免因术野受限和操作空间狭小而导致过度挤压瘤体。在取出标本时应充分扩大手术切口，避免暴力牵拉标本。

5. 创面缝合：肾脏创面缝合推荐采用分层缝合方式，内层主要是应用3-0缝线对肿瘤切除过程中形成的血管和集合系统的小破口进行关闭，同时起到缩小创面、减小外层缝合张力的作用。接下来应用1-0缝线进行创面外层缝合，确切关闭肾脏创面，达到彻底止血和重建的效果。进针出针点应在肾被膜处，力度适中，避免缝线切割肾实质。

腹腔镜经腹膜后腔右肾部分切除术（术中转为开放手术）

病历摘要

主诉： 体检发现右肾肿瘤3周。

病史： 男性，56岁。3周前患者于当地体检时B超提示右肾下极可见大小约2.25cm×2.42cm不均匀稍高回声结节。后于当地医院行腹部增强CT提示右肾下极可见类圆形等密度影，平扫CT值为34HU，增强扫描三期CT值分别为56HU、61HU、68HU（图4-14-1～图4-14-4）。患者否认发热、血尿、尿急、尿痛、腰痛、腰部肿块等症状。现为行进一步治疗收入我院。

既往史： 无特殊。

查体： 双肾区无叩击痛。

影像资料

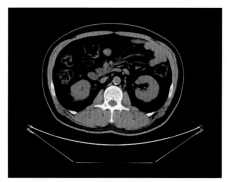

图4-14-1　腹部CT平扫图像

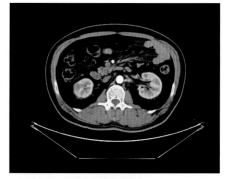

图4-14-2　腹部CT增强图像

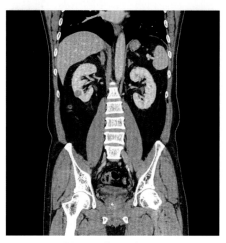

图4-14-3　腹部CT冠状面图像

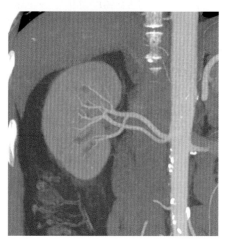

图4-14-4　腹部CT的肾血管成像

术前评估 患者影像学检查提示右肾下极肿瘤，直径约2cm，考虑恶性可能大，手术适应证明确。

完善术前心肺功能评估，未见明显异常。肺部CT未见远处转移证据。手术方式为腹腔镜右肾部分切除术转开放手术。

手术过程

1. 采用经腹膜后腔入路，左侧卧位。术前CT评估肾周粘连较重，本例手术采用4孔（腋中线髂嵴上3cm，腋后线12肋下，腋前线12肋下，1、3孔之间）。

2. 术前于病房标记手术侧。采用插管全麻。留置尿管。常规消毒铺单。

3. 建立气腹后，置入上尿路手术通道。

4. 清理腹膜外脂肪，辨认腹膜反折后，于腹膜反折背侧纵行打开Gerota's筋膜，显露腰大肌及肾周脂肪囊（图4-14-5）。

5. 沿腰大肌表面将肾周脂肪囊沿腰大肌层面向头侧充分游离，并在腰大肌表面的内侧弓状韧带与腰大肌内侧缘的对称位置寻找右肾动脉并游离（图4-14-6）。

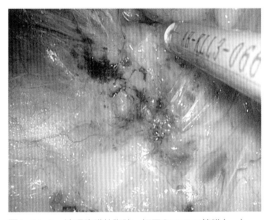
图4-14-5 清理腹膜外脂肪，打开Gerota's筋膜（一）

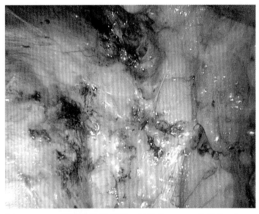
图4-14-5 清理腹膜外脂肪，打开Gerota's筋膜（二）

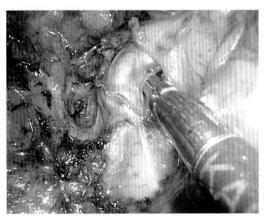
图4-14-6 寻找肾动脉

6 沿肾脏表面充分游离肾脏，显露肾下极肿瘤。肾下极可见一轻度凸起肿瘤，直径1~2cm，表面呈蓝色（图4-14-7）。

7 单极电钩标记肾脏肿瘤位置（图4-14-8），选择性阻断肾动脉下极分支（图4-14-9），用腹腔镜剪刀沿肿瘤包膜完整切除肿瘤（图4-14-10）。

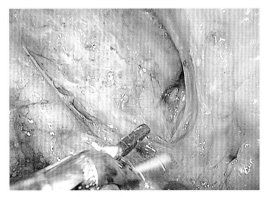

图4-14-7　充分游离肾脏

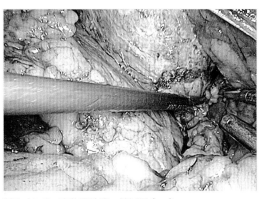

图4-14-8　定位肾肿瘤，并标记（一）

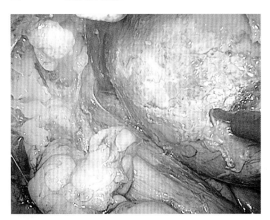

图4-14-8　定位肾肿瘤，并标记（二）

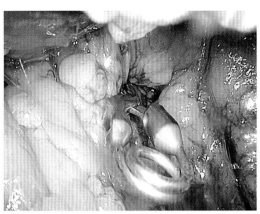

图4-14-9　阻断肾动脉分支

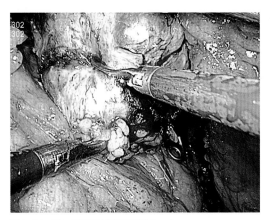

图4-14-10　沿标记线切除肿瘤（一）

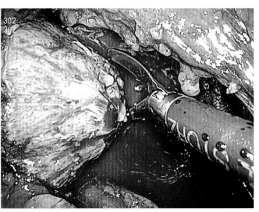

图4-14-10　沿标记线切除肿瘤（二）

8 切除肿瘤后，使用3-0、1-0倒刺线缝合肾脏创面（图4-14-11），因肿瘤位于下极，缝合困难。缝合完成后，检查创面出血仍较多，遂改为开放手术（图4-14-12）。

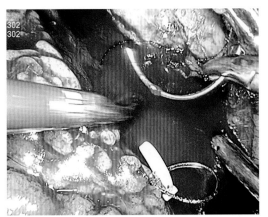 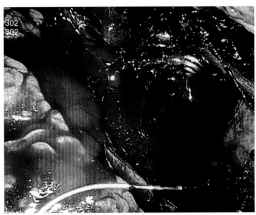

图4-14-11 缝合肾脏创面　　　　　　　　　　　　图4-14-12 缝合完成后，检查创面

1 腹腔镜肾脏部分切除手术的关注点主要可以归为以下4点：①肿瘤的部位；②肿瘤的大小；③肾动脉阻断时间；④缝合技巧。肿瘤的生长部位决定手术方式，同时对于缝合也颇有影响。肿瘤的大小决定切除范围的大小，切除肿瘤时要尽量贴着肿瘤的包膜切除，这样既能尽量保留正常肾组织，又能完整切除肿瘤。需要注意的是不能切破肿瘤包膜，避免肿瘤种植。肾脏阻断时间没有明确的规定时间，一般最好控制在30分钟之内，这需要熟练的缝合技巧支持。

2 肾动脉的处理原则：术前需仔细阅片，本例患者术前肾动脉血管成像图中显示右肾下极有多支肾动脉供血，术前方案中应计划好阻断肾动脉主干。在手术过程中，肾动脉的处理是相对风险较高的手术步骤。游离、裸化肾动脉过程中，要适当打开肾动脉周围的外膜，不能过分暴露肾动脉又要充分游离。同时，要充分游离肾动脉和肾静脉之间的间隙，其间操作要轻柔，避免损伤肾静脉。最后，在保持一定张力的情况下用血管阻断夹阻断肾动脉。

📋 **病历摘要**

主诉： 诊断右肾集合管癌，靶向联合免疫治疗10个月余。

病史： 男性，68岁。患者于2021年5月因腰部不适进行检查，发现右肾肿瘤（图4-15-1）。完善PET-CT检查提示右肾恶性肿瘤可能，伴肝被膜转移、右肾上腺转移、双肺转移、多发淋巴结转移，骨转移不除外。2021年5月31日局部麻醉下行CT引导下右肾肿瘤穿刺活检术，病理结果为：（右肾肿瘤）分化低的癌，结合形态及免疫组化，未见支持尿路上皮癌的证据，考虑为集合管癌可能性大。考虑患者为右肾癌晚期，伴全身多处转移灶，身体条件较差，暂不宜手术治疗，制订治疗方案为靶向治疗+免疫治疗。具体方案为：口服阿昔替尼片5mg bid；静脉应用替雷利珠单抗200mg，每3周1次。患者完成3个疗程免疫治疗后复查腹盆增强CT，提示右肾肿瘤较前缩小，腹膜后腔多发肿大淋巴结较前变小，肺部转移灶较前缩小。完成6个疗程免疫治疗后于2021年10月8日复查PET-CT提示：右肾体积减小，原右肾区代谢增高肿物此次大部分已不明显，仅右肾集合系统代谢增高；原肝被膜转移及全身骨髓不均匀代谢增高此次未见显示；原右肾上腺转移灶区此次不明显；原多发转移淋巴结较前减少、减小；右肺上叶转移结节较前减少，代谢较前减低，原右肺微结节部分未见显示。2021年10月8日全身骨显像未见明显骨转移灶。考虑治疗有效，继续靶向+免疫治疗。患者第5个疗程免疫治疗后出现甲状腺功能减退，予左甲状腺素钠片100mg bid补充甲状腺激素，第6个疗程免疫治疗后出现肝肾功能损害，予多烯磷脂酰胆碱456mg bid、葡醛内酯片100mg bid护肝治疗。2021年10～11月因胸闷、气促明显将阿昔替尼减量至2.5mg bid，减药后胸闷、气促未见明显缓解，遂再次减量至2.5mg qd，胸闷、气促较前缓解。2021年11月24日复查胸腹盆平扫CT提示右肺上叶转移瘤，较前略缩小，右肾原发灶及腹膜后腔转移淋巴结大致同前，复查肝肾功能、甲状腺功能提示肝肾功能基本恢复正常水平，甲状腺功能较前明显好转。2021年12月将阿昔替尼恢复至2.5mg bid，后出现头痛、气促，2022年1月阿昔替尼减量至2.5mg qd，2022年2月8日完成第12个疗程免疫治疗，住院期间行增强CT（图4-15-2）及PET-CT评估，患者原发灶情况基本同前，右肺上叶结节较前略缩小，全身多发淋巴结部分较前有缩小，代谢有减低，但新见右肾上腺内侧肢强化结节影，考虑转移。综合考虑，继续靶向+免疫治疗，同时调整阿昔替尼为2.5mg bid和2.5mg qd隔日口服，同时继续规律免疫治疗。患者目前右肾集合管癌诊断基本明确，伴全身多发转移，给予靶向联合免疫治疗后右侧肾上腺出现进展，余转移灶及原发灶减少、缩小，拟行腹腔镜右肾切除术+右肾上腺切除术（备开放）。

既往史：左侧睾丸鞘膜积液术后。

查体：心肺腹无特殊，双肾区无叩击痛。

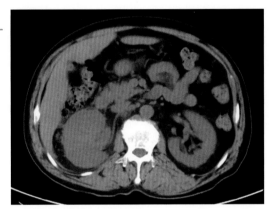

图4-15-1　靶向+免疫治疗前CT

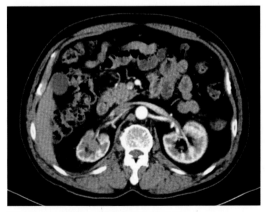

图4-15-2　靶向+免疫治疗后CT（术前）

　　患者影像学检查提示右肾癌较前明显缩小，右肾上腺新见转移病灶，原肺部转移灶、多发淋巴结病灶较前缩小。结合患者临床资料及一般情况，考虑此时行手术治疗切除右肾及右肾上腺病灶时机最佳。肾血流显像提示左肾灌注功能正常，右肾灌注功能稍差。手术方式为腹腔镜右肾癌根治+右肾上腺切除术。

手术过程

1. 采用经腹膜后腔入路，左侧卧位。术前CT评估肾周粘连较重，本例手术采用4孔（腋中线髂嵴上3cm，腋后线12肋下，腋前线12肋下，1、3孔之间）。

2. 术前于病房标记手术侧。采用插管全麻。留置尿管。常规消毒铺单。

3. 建立气腹后，清理腹膜外脂肪，辨认腹膜反折后，于腹膜反折背侧纵行打开Gerota's筋膜，显露腰大肌及肾周脂肪囊（图4-15-3）。

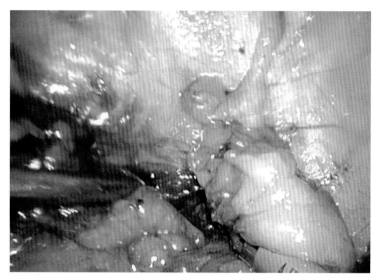

图4-15-3　术中打开Gerota's筋膜，显露腰大肌及肾周脂肪囊（一）

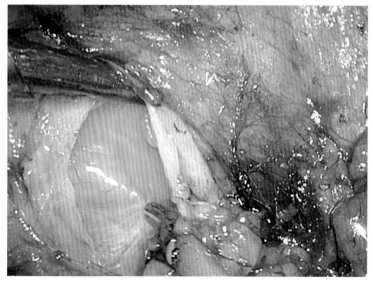

图4-15-3　术中打开Gerota's筋膜，显露腰大肌及肾周脂肪囊（二）

4 沿腰大肌表面将肾周脂肪囊沿腰大肌层面向头侧充分游离，并在腰大肌表面的内侧弓状韧带与腰大肌内侧缘的对称位置寻找右肾动脉并充分游离（图4-15-4）。于右肾动脉近端上两枚Hem-o-lok，远端上一枚Hem-o-lok阻断后，离断右肾动脉（图4-15-5）。

5 于右肾动脉的下后方，使用钝性、锐性相结合的方法，寻找并游离右肾静脉。Hem-o-lok夹闭并离断（图4-15-6）。

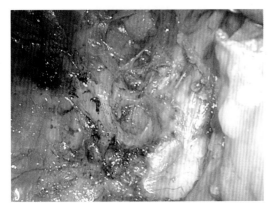

图4-15-4 寻找肾动脉（一）

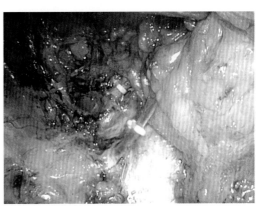

图4-15-4 寻找肾动脉（二）

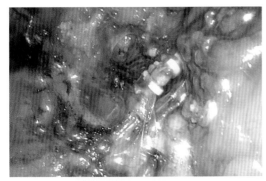

图4-15-5 Hem-o-lok阻断肾动脉（一）

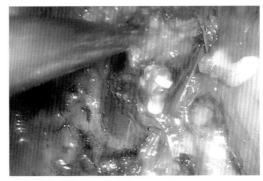

图4-15-5 Hem-o-lok阻断肾动脉（二）

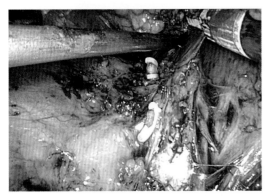

图4-15-6 寻找肾静脉并离断（一）

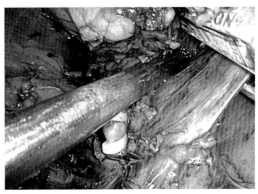

图4-15-6 寻找肾静脉并离断（二）

6 于肾下极寻找并离断输尿管（图4-15-7），将右侧肾完全游离。

7 继续沿腰大肌、腹膜游离右肾周脂肪囊，游离上极、外侧及背侧。右肾周脂肪囊上极与腹膜粘连较重（图4-15-8）。

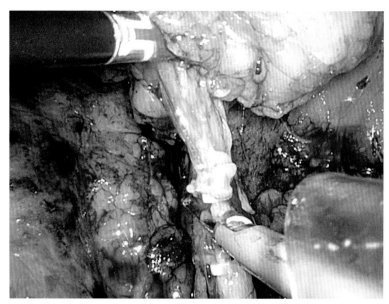

图4-15-7　游离并离断输尿管

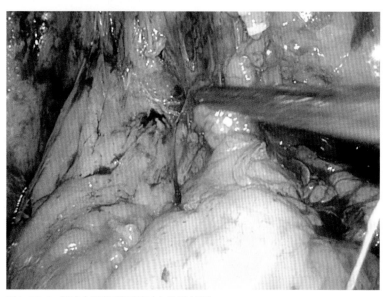

图4-15-8　游离右侧肾周脂肪囊（上极粘连重）

8　仔细分离肾周脂肪囊与腹膜粘连，于下腔静脉旁寻找右肾上腺中央静脉，充分游离后上Hem-o-lok结扎，离断（图4-15-9）。

9　以超声刀离断肾周脂肪囊及肾上腺脂肪囊周围血供，直至完全切除右肾及右肾上腺（图4-15-10）。

10　仔细止血后，经辅助孔置入标本袋，将右肾及右肾上腺置入袋中。放置引流管。最后扩大辅助孔切口后，将标本完整取出。

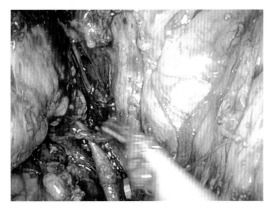
图4-15-9　游离并离断肾上腺中央静脉（一）

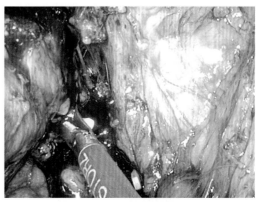
图4-15-9　游离并离断肾上腺中央静脉（二）

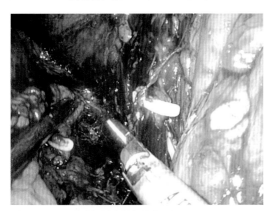
图4-15-10　完全切除右肾上腺（一）

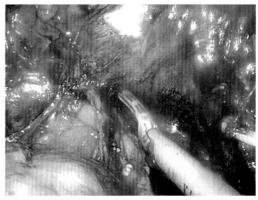
图4-15-10　完全切除右肾上腺（二）

1 手术方式及时机的选择：对于晚期肾癌的患者，传统治疗方式为靶向+手术治疗，目前通常可以选择靶向+免疫+手术治疗。该患者靶向+免疫治疗效果较好，肿瘤缩小明显，为手术创造了有利条件。需要注意的是，经过靶向/靶向+免疫治疗的患者，通常面临肾周脂肪粘连较重的问题，手术时游离肾脏难度增加，需要小心，不要伤及肾包膜和肾实质。

2 肾门血管的处理：在肾根治性切除术中，肾门血管的处理是相对风险较高的手术步骤。游离、裸化血管过程中，需要在一定程度上保持肾门血管的张力，在操作时一定要注意轻柔，避免血管撕脱，尤其肾静脉血管壁较薄，游离时要格外小心。此外，有时候患者会同时合并多根肾动脉分支，术前需要认真读片，通过影像学检查预判肾动脉的数量和走行，术中结扎肾静脉之前，一定仔细检查肾门，确保所有肾动脉均已离断。

病历摘要

主诉： 左肾透明细胞癌术后8个月，检查发现右侧肾肿瘤1个月。

病史： 女性，69岁。患者8个多月前因摔倒后腰痛就诊当地医院，完善CT、MRI提示：左肾中极背侧稍低密度结节（未见报告）。进一步就诊于我院，完善泌尿系统超声提示：左肾实性占位，癌不除外。1个月后全麻下行腹腔镜左肾部分切除术，术后病理回报：（左肾肿瘤）肾透明细胞癌，2级，离断面未见肿瘤；另肿瘤周边肾组织可见多灶小淋巴细胞浸润，考虑小B细胞淋巴瘤/慢性淋巴细胞性白血病累及。免疫组化结果：PAX-8（+），AE1/AE3（+），CD10（+），CK7（-），MA（+），P504（+），RCC（+），TFE3（-），Vimentin（+），CA9（+），CD20（周围淋巴细胞弥漫+），CD3（周围淋巴细胞散在+），Bcl-2（+），Bcl-6（-），CD21（局灶FDC+）。患者术后恢复良好，遂予出院。1个月前患者不慎跌倒后再次出现腰部疼痛，为酸胀感，NRS最高8分，翻身及站立时加重，伴双髋疼痛，就诊外院完善MRI平扫见右肾异常信号。患者遂就诊于我院。复查胸腹盆CT示：右肾后唇类圆形稍低密度影，直径约1.5cm，增强扫描动脉期明显强化，静脉期及延迟强化程度减低，RCC不除外（图4-16-1，图4-16-2）。患者否认腰痛、血尿、腰部肿块等不适。现为处理右肾肿瘤入院。

既往史： 高血压二十余年，BP_{max} 160/110mmHg，平素口服氯沙坦钾氢氯噻嗪1片 qd；慢性淋巴细胞性白血病病史8年。8月前因跌倒骨折局部麻醉下行经皮L1椎体成形术，L1椎体病灶穿刺活检、针道骨水泥封闭术；2022年1月18日因再次跌倒骨折局部麻醉下行经皮T11椎体成形，T11椎体病灶穿刺活检、针道骨水泥封闭术。

查体： BP 148/83mmHg，心肺无特殊，左侧腹部可见陈旧性手术瘢痕，两侧肾区无隆起，右肾区叩击后酸胀感，左肾区无叩击痛，沿两侧输尿管走行区无压痛，膀胱区无充盈。

影像资料

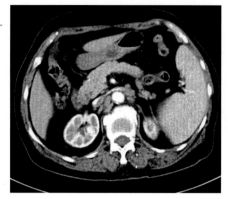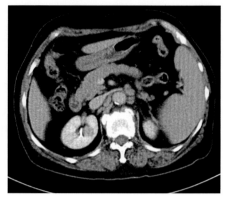

图4-16-1　术前CT（动脉期）　　　　　　　图4-16-2　术前CT（静脉期）

术前评估

　　患者影像学检查提示右肾低密度影，大小1.5cm，增强扫描符合"快进快出"的强化特点，肾癌可能性大。结合患者临床资料，考虑右肾肿瘤诊断基本明确，肾癌可能。手术适应证明确。

　　门诊进一步补充评估心肺功能，未见明显异常。肺部CT未见远处转移证据。肾血流显像提示双肾GFR为48.5ml/（min·1.73m²），右肾GFR为28.5ml/（min·1.73m²），左肾GFR为20.0ml/（min·1.73m²）。手术方式为腹腔镜右肾部分切除术。

手术过程

1. 采用经腹膜后腔上尿路手术操作体位。术前于病房标记手术侧。采用插管全麻。留置尿管。常规消毒铺单。
2. 建立气腹后，置入上尿路手术通道。本例手术采用4孔。
3. 清理腹膜外脂肪，辨认腹膜反折后，于腹膜反折背侧纵行打开肾周筋膜，显露腰大肌及肾周脂肪囊（图4-16-3）。

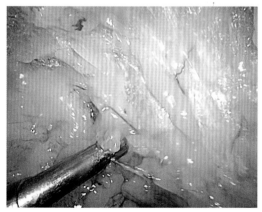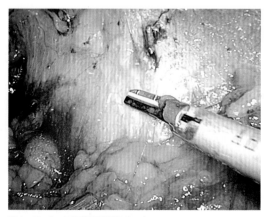

图4-16-3　打开肾周筋膜（一）　　　　　　　图4-16-3　打开肾周筋膜（二）

4. 沿腰大肌表面将肾周脂肪囊充分游离，并向腹侧推开。寻找腰大肌表面的内侧弓状韧带，并在该韧带与腰大肌内侧缘的对称位置寻找右肾动脉并游离（图4-16-4）。

5. 沿肾脏各面充分游离肾周脂肪囊（图4-16-5）。

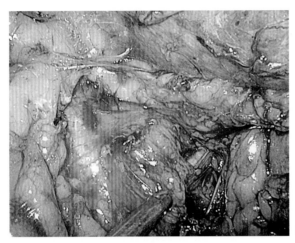

图4-16-4 游离出肾动脉

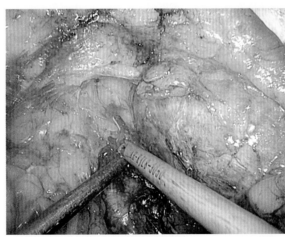

图4-16-5 充分游离肾周脂肪（一）

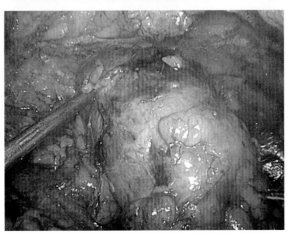

图4-16-5 充分游离肾周脂肪（二）

6 术中超声定位肿瘤位置，并以单极电钩勾画肿瘤轮廓，并再次超声确认（图4-16-6）。

7 使用血管阻断夹阻断肾动脉（图4-16-7）。沿勾画轮廓切开肾实质、寻找并切除肿瘤（图4-16-8）。

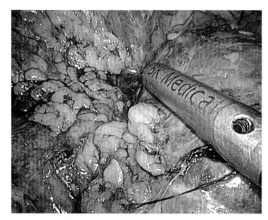

图4-16-6 术中超声定位并勾画肿瘤轮廓（一）

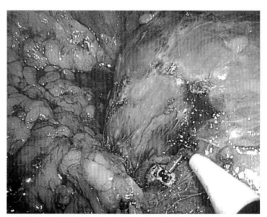

图4-16-6 术中超声定位并勾画肿瘤轮廓（二）

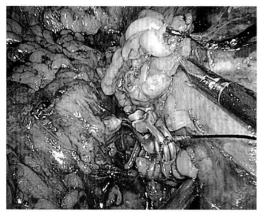

图4-16-7 阻断肾动脉

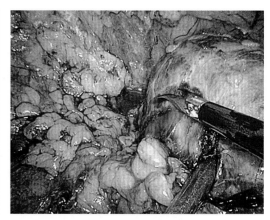

图4-16-8 切开肾实质，寻找并切除肿瘤

8 切除肿瘤过程中，切面渗血较多，检查肾动脉阻断，于远端再上一动脉夹（图4-16-9）。

9 完整切除肿瘤后，以单极电铲行创面止血（图4-16-10）。

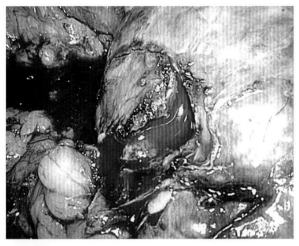

图4-16-9 创面渗血较多，加强阻断（一）

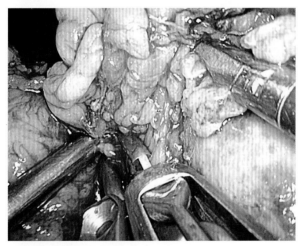

图4-16-9 创面渗血较多，加强阻断（二）

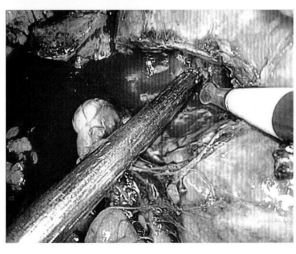

图4-16-10 创面加强止血

⑩ 使用分层缝合的方法，3-0 v-loc连续缝合肿瘤基底（图4-16-11），收紧后，再用1-0 v-loc线连续缝合创面（图4-16-12）。线尾用Hem-o-lok固定。

⑪ 移除动脉阻断夹，检查肾门及肾脏创面有无活动性出血（图4-16-13）。

⑫ 经辅助孔置入标本袋，将右肾肿瘤置入袋中（图4-16-14）。放置引流管（图4-16-15）。最后扩大辅助孔切口后，将标本完整取出。

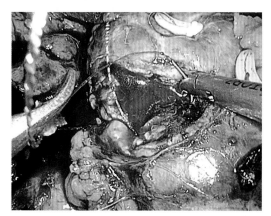

图4-16-11　3-0 v-loc线缝合基底

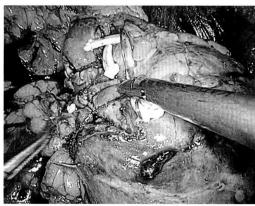

图4-16-12　1-0 v-loc线缝合创面

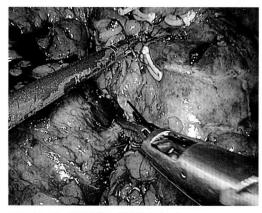

图4-16-13　移除阻断，观察出血（一）

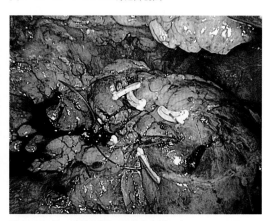

图4-16-13　移除阻断，观察出血（二）

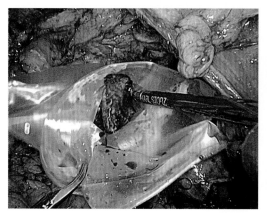

图4-16-14　肿瘤置入标本袋

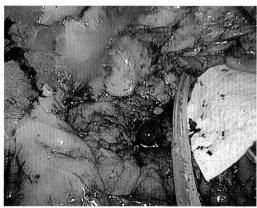

图4-16-15　摆放引流管

患者先后发现双侧肾脏肿瘤，已行左肾手术，结合患者肿瘤位置及大小，此次右肾肿瘤仍首选肾部分切除术。手术方式选择腹腔镜经腹膜后腔入路手术，因患者肿瘤位于右肾后唇，术中要充分游离右肾，获得更大的活动度，便于切除肿瘤时的操作。患者肿瘤为内生型，术中无法从肾脏表面明确肿瘤位置，因此，术中超声对于肿瘤位置的确定非常重要。

术中虽然对肾动脉进行阻断，但仍有部分患者在切除肿瘤时切面出血较多，提示阻断效果欠佳。因此，术前应充分了解肾脏动脉情况，注意肾动脉数量及位置，切除肿瘤前充分阻断；切除过程中可对肾动脉阻断进行调整，以减少切面渗血、影响手术操作。肿瘤切除后进行创面缝合要确切，松解阻断后观察缝合是否满意。

病历摘要

主诉： 体检发现右肾囊肿2年。

病史： 女性，54岁。患者2年前体检超声发现"双肾囊肿"（未见报告），无腰痛，无尿色改变，无尿急、尿频、尿痛等不适，建议定期复查。2020年10月就诊我院复查泌尿系超声示右肾上极囊肿，大小为2.3cm×1.7cm，内见中强回声光团，直径约0.8cm；左肾上极囊肿，直径约1.9cm。进一步行CTU示右肾上极大小约2.1cm×1.8cm混杂低密度囊肿，边界不清，邻近肾皮质欠规整、密度欠均，增强后可见轻中度强化；左肾上极可见类椭圆形囊肿，边界清，增强后分隔可见强化。右肾上极囊肿恶性不能完全除外，左肾上极囊肿（Bosniak Ⅱ型）（图4-17-1，图4-17-2）。现为进一步诊治，以"双肾囊肿"收入我科住院。

既往史： 否认慢性病史、手术史。

查体： 心肺无特殊，双侧上腹部及腰部无膨隆，未触及肿物。两侧肾区无叩击痛，沿双侧输尿管走行区域无压痛。膀胱区无充盈，无压痛。

影像资料

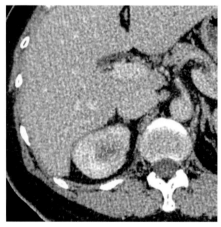

图4-17-1 术前CT（横截面）

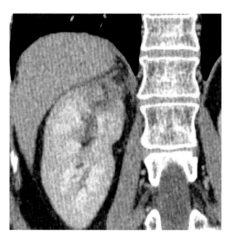

图4-17-2 术前CT（冠状面）

术前评估　患者影像学检查提示右肾上极2.1cm×1.8cm混杂低密度占位，边界不清，轻中度强化，考虑恶性可能大。结合患者临床资料，考虑右肾肿瘤诊断基本明确，肾癌可能。手术适应证明确。

门诊进一步补充评估心肺功能，未见明显异常。肺部CT未见远处转移证据。肾血流显像提示双肾GFR为960.48ml/（min·1.73m^2），右肾GFR为47.25ml/（min·1.73m^2），左肾GFR为49.23ml/（min·1.73m^2）。手术方式为腹腔镜右肾部分切除术。

手术过程

1. 采用经腹膜后腔上尿路手术操作体位。术前于病房标记手术侧。采用插管全麻。留置尿管。常规消毒铺单。

2. 建立气腹后，置入上尿路手术通道。本例手术采用4孔。

3. 清理腹膜外脂肪，辨认腹膜反折后，于腹膜反折背侧纵行打开肾周筋膜，显露腰大肌及肾周脂肪囊（图4-17-3）。沿下腔静脉走行找到右肾动脉，分别仔细游离右肾双支动脉（图4-17-4）。

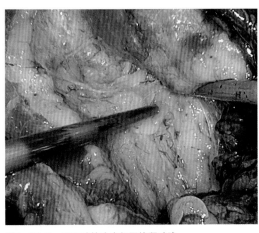 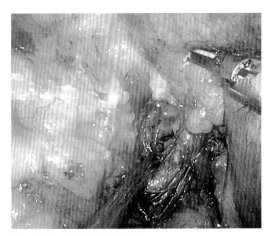

图4-17-3　沿下腔静脉走行寻找肾动脉　　　图4-17-4　游离右肾双支动脉

4 充分游离右肾，右肾上极与周围粘连严重，仔细分离（图4-17-5）。

5 以单极电钩勾画肿瘤轮廓（图4-17-6）。

6 使用血管阻断夹阻断双支肾动脉（图4-17-7）。沿勾画轮廓切开肾实质、切除肿瘤（图4-17-8）。

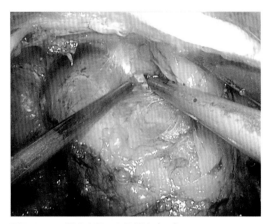

图4-17-5 游离右肾，上极粘连（一）

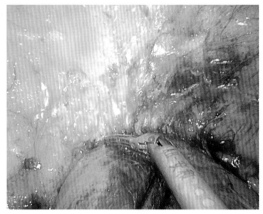

图4-17-5 游离右肾，上极粘连（二）

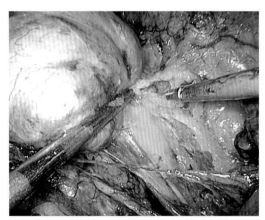

图4-17-5 游离右肾，上极粘连（三）

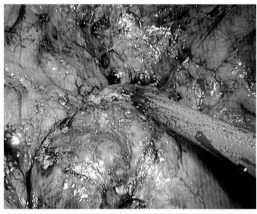

图4-17-6 电钩勾画肿瘤轮廓

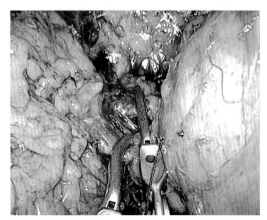

图4-17-7 阻断双支动脉

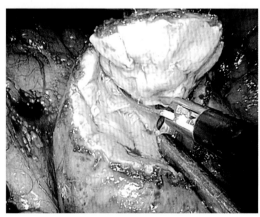

图4-17-8 切除肿瘤

7　完整切除肿瘤后，3-0 v-loc线连续缝合肿瘤基底（图4-17-9），收紧后，再用1-0 v-loc线连续缝合创面（图4-17-10）。线尾用Hem-o-lok固定。

8　移除动脉阻断夹，检查肾门及肾脏创面有无活动性出血（图4-17-11），并将肾脏以缝合线进行固定（图4-17-12）。

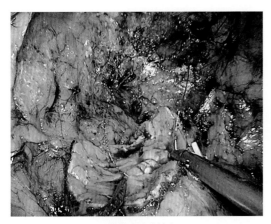

图4-17-9　3-0 v-loc线缝合肿瘤基底

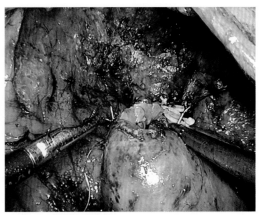

图4-17-10　1-0 v-loc线缝合创面

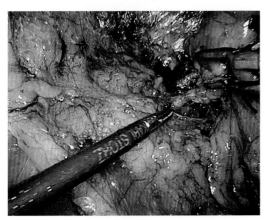

图4-17-11　移除阻断夹

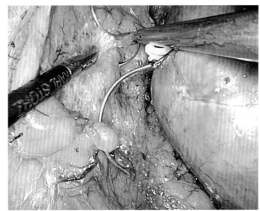

图4-17-12　固定肾脏

9 经辅助孔置入标本袋，将右肾肿瘤置入袋中（图4-17-13）。放置引流管（图4-17-14）。最后扩大辅助孔切口后，将标本完整取出。

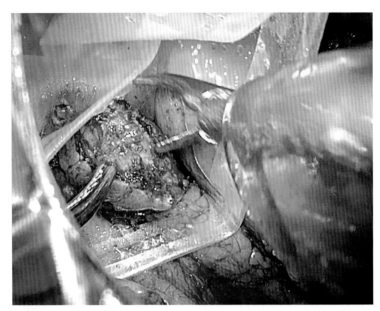

图4-17-13 肿瘤置入标本袋

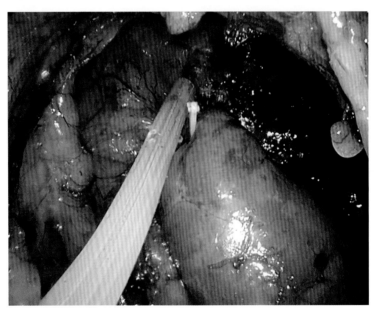

图4-17-14 摆放引流管

患者右肾上极囊性肿物考虑囊性肾癌。相比实性肿物，术中囊性肿物更需注意，避免破裂。该患者右肾上极与周围粘连明显，分离时要细致小心，避免损伤肾脏及附近的囊性肿物。在确定肿瘤切除范围时也要注意保证肿瘤完整性。

该患者术前CT重建提示右肾双支动脉，指导术中充分解剖并分离出两支肾动脉，分别进行阻断，切除肿瘤时创面无明显渗血，阻断满意。肿瘤位于右肾上极，位置高，需充分游离肾脏，获得良好的术野和角度。术后可对游离肾脏与周围进行固定。

病历摘要

主诉：发现左肾肿瘤6个月。

病史：男性，67岁。患者于6个月前体检发现左肾肿瘤，直径约4cm（未见报告），患者未特殊处理。3周前患者于外院复查，超声发现左肾下极内可见一实性不均质低回声区，大小约86mm×68mm×65mm。进一步行增强CT显示左肾下极见团块状混杂密度影，边界不清，增强扫描呈明显不均匀强化征象，较大截面大小约97mm×66mm，腹膜后腔见多发肿大淋巴结影，较大者大小约13mm×11mm，双肾见类圆形低密度无强化影（图4-18-1）。PET/CT示左肾占位伴FDG代谢增高，两肺多发结节状FDG代谢增高灶，肝脏多发结节状FDG代谢增高灶，结合病史考虑：高度可疑左肾癌伴多发转移瘤。患者偶有腰痛，无血尿、尿频、尿急、腹痛、腹胀等症状。

既往史：糖尿病2年，目前胰岛素控制，血糖尚稳定。

查体：心肺无特殊，两侧肾区无隆起，无叩击痛。

影像资料

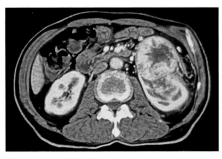 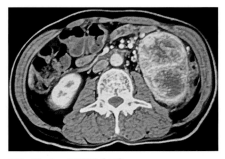

图4-18-1 术前CT（一）　　　　图4-18-1 术前CT（二）

术前评估

　　患者影像学检查提示左肾下极肿瘤，大小约8.6cm×6.8cm，强化明显，考虑恶性可能性大。结合PET/CT结果，考虑左肾癌，双肺多发转移，肝脏转移，结合患者临床资料，考虑左肾肿瘤诊断基本明确，肾癌可能性大，双肺及肝脏转移。目前考虑手术切除左肾肿瘤适应证明确。

　　门诊评估心肺功能，未见明显异常。手术方式：腹腔镜左肾癌根治性切除术。

手术过程

1. 采用经腹膜后腔上尿路手术操作体位。术前于病房标记手术侧。采用插管全麻。留置尿管。常规消毒铺单。
2. 建立气腹后，置入上尿路手术通道。本例手术采用4孔。
3. 清理腹膜外脂肪，辨认腹膜反折后，于腹膜反折背侧纵行打开肾周筋膜，显露腰大肌及肾周脂肪囊（图4-18-2）。

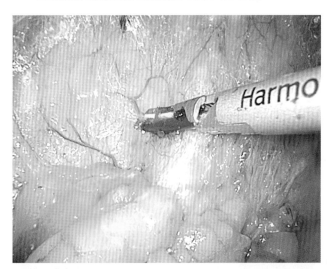

图4-18-2　清理腹膜外脂肪，打开肾周筋膜（一）

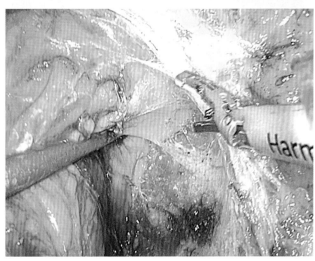

图4-18-2　清理腹膜外脂肪，打开肾周筋膜（二）

4　沿腰大肌表面将肾周脂肪囊充分游离，并向腹侧推开。寻找腰大肌表面的弓状韧带，并在该韧带与腰大肌内侧缘的对称位置寻找左肾动脉，Hem-o-lok夹闭并离断（图4-18-3）。

5　继续游离左肾静脉，左肾静脉通常在左肾动脉的下方深部，左侧肾静脉为复合体，上有肾上腺中央静脉，下有生殖静脉汇入，游离并在两根汇入静脉远心端离断（图4-18-4）。

6　沿肾周脂肪囊游离，将肾脏、肿瘤及肾周脂肪囊完整切除（图4-18-5）。

7　将肾上极与肾上腺分离，保留肾上腺组织（图4-18-6）。

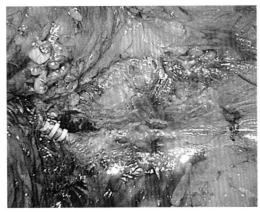

图4-18-3　寻找肾动脉，Hem-o-lok离断

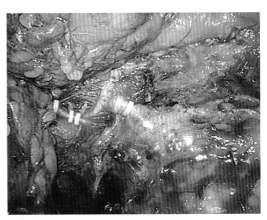

图4-18-4　在肾动脉后方找到肾静脉并离断

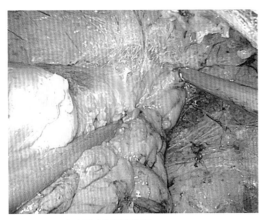

图4-18-5　完全游离肾周脂肪囊

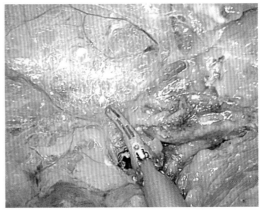

图4-18-6　将肾与肾上腺分离

8. 游离左肾下极，寻找并离断左侧输尿管，将左侧肾脏完全游离（图4-18-7）。

9. 腹侧肾肿瘤与腹膜粘连较重，仔细分离后完整切除左肾及肿瘤（图4-18-8）。

10. 仔细止血后，放置引流管，将左肾及肿瘤置入标本袋，扩大切口后，将标本完整取出（图4-18-9）。

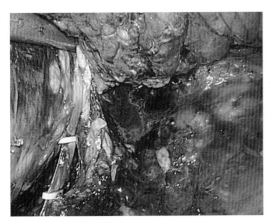

图4-18-7 离断输尿管

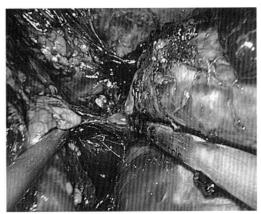

图4-18-8 将肾肿瘤与腹膜完全分离

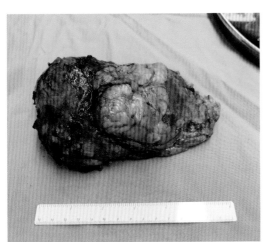

图4-18-9 组织标本（一）

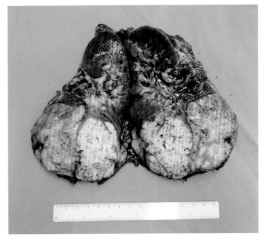

图4-18-9 组织标本（二）

1 肾门血管的处理：肾根治性切除过程中，对于肾脏血管的处理是整个手术的关键步骤，术前根据影像学判断动脉数，若为多支动脉或者分支较早的患者，应仔细游离，分别切断。确定离断动脉后，应对肾静脉尝试夹闭，若仍有明显回流，应继续寻找是否有其他分支动脉。左肾静脉为复合体，应仔细游离后切断。左肾静脉位于左肾动脉下后方，根治肿瘤中下部时偶有游离静脉困难，可先充分游离肾脏，最后切断肾静脉。

2 腹侧肾肿瘤与腹膜及肠道一般粘连较重，应仔细分离，左肾应注意有无影响胰腺尾部，右肾应注意有无影响十二指肠，上述均为易损伤部位及脏器。右侧肿瘤若位于上极，偶有与肝脏分界不清等情况，分离后偶有肝脏创面渗血止血不易，均应特别注意，术前作好充分准备。

3 肾上腺是否保留：肾上极肿瘤一般考虑肾上腺不做保留；若肿瘤位于中下极，肾上腺可以进行保留，术中对肾上极与肾上腺进行分离。若术前有特殊情况，如对侧肾上腺已切除，或肾上腺皮质功能低减，则可保留肾上腺。

4 肾癌根治术范围：肾癌根治范围应包含肾周脂肪囊，必要时包括同侧肾上腺组织，标本应完整取出，有条件者应使用标本袋，防止肿瘤因挤压破裂造成局部种植或伤口种植。

病历摘要

主诉：检查发现右肾肿物12天。

病史：男性，65岁。患者12天前于我院行腹部增强CT见右肾上极肿物（因咳嗽行胸部平扫CT偶然发现双肾多发稍低密度影，进一步行腹部增强CT明确病情），大小约4.1cm×3.7cm，增强扫描皮髓质期不均匀明显强化，实质期及排泄期强化减退（图4-19-1，图4-19-2），考虑右肾癌可能，建议手术治疗。患者无腰腹部疼痛、肉眼血尿、尿频、尿急、尿痛、畏寒、发热等不适。

既往史：曾因车祸致右股骨骨裂，保守治疗后痊愈。

查体：心肺无特殊，两侧肾区无隆起，无叩击痛。

影像资料

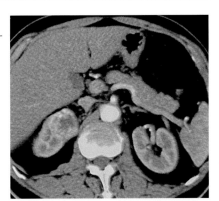 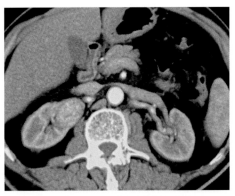

图4-19-1 腹部增强CT（动脉期）（一）　　图4-19-1 腹部增强CT（动脉期）（二）

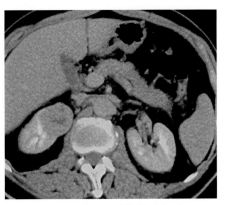 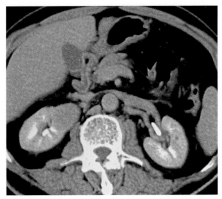

图4-19-2 腹部增强CT（排泄期）（一）　　图4-19-2 腹部增强CT（排泄期）（二）

术前评估

患者影像学检查提示右肾肿瘤，大小约4.1cm×3.7cm，强化明显，考虑恶性可能性大。结合患者临床资料，考虑右肾肿瘤诊断基本明确，肾癌可能。手术适应证明确。

门诊评估心肺功能，未见明显异常，远处未见其他部位转移证据。手术方式：腹腔镜右肾部分切除术。

手术过程

1. 采用经腹膜后腔上尿路手术操作体位。术前于病房标记手术侧。采用插管全麻。留置尿管。常规消毒铺单。

2. 建立腹膜后腔后，置入上尿路手术通道。本例手术采用4孔。

3. 清理腹膜外脂肪，辨认腹膜反折后，于腹膜反折背侧纵行打开肾周筋膜，显露腰大肌及肾周脂肪囊（图4-19-3，图4-19-4）。

4. 沿腰大肌表面将肾周脂肪囊充分游离，并向腹侧推开。寻找腰大肌表面的内侧弓状韧带，并在该韧带与腰大肌内侧缘的对称位置寻找右肾动脉并游离（图4-19-5，图4-19-6）。

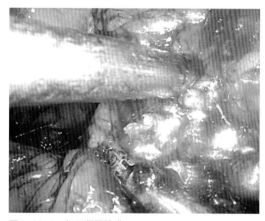

图4-19-3 打开肾周筋膜

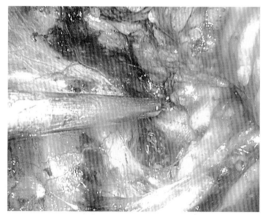

图4-19-4 显露腰大肌和肾周脂肪

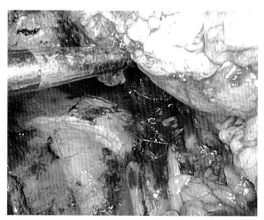

图4-19-5 寻找腰大肌内侧弓状韧带

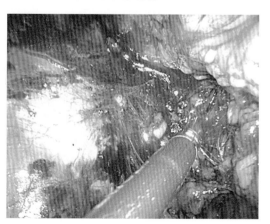

图4-19-6 寻找肾动脉

5 于靠近腹膜的位置，纵行劈开肾脂肪囊，游离右肾，并暴露肿瘤（图4-19-7，图4-19-8）。

6 单极电钩标记肿瘤边缘，利于切除肿瘤过程中对肿瘤边界的确定（图4-19-9）。

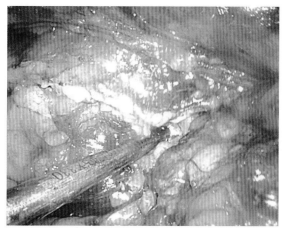

图4-19-7　游离肾脏表面

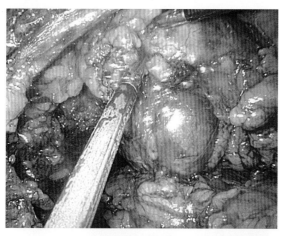

图4-19-8　暴露肿瘤

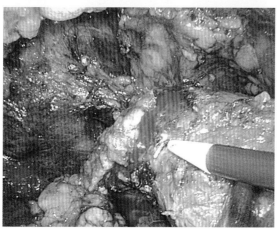

图4-19-9　电钩勾画肿瘤轮廓

7 　使用血管阻断夹阻断肾动脉（图4-19-10）。于距离肿瘤边缘0.5cm处剪开肾实质，采用钝性、锐性相结合的方法，游离肿瘤基底部，同时尽可能避免破坏血管及集合系统（图4-19-11）。

8 　使用分层缝合的方法，3-0 v-loc线连续缝合肾脏基底部，再用1-0 v-loc线连续缝合创面，注意1-0线进出针务必在肾包膜上。线尾用Hem-o-lok固定（图4-19-12，图4-19-13）。

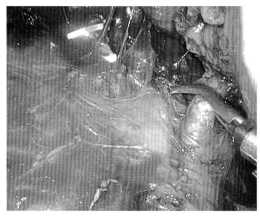

图4-19-10　阻断肾动脉

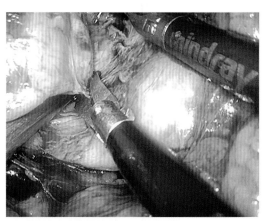

图4-19-11　切除肿瘤

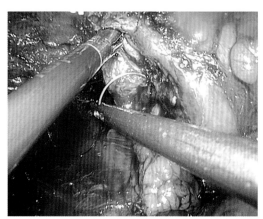

图4-19-12　3-0 v-loc线缝合基底

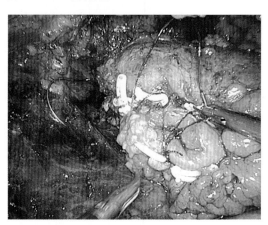

图4-19-13　1-0 v-loc线缝合创面

9 移除动脉阻断夹，检查肾门及肾脏创面有无活动性出血（图4-19-14）。

10 放置引流管。最后扩大辅助孔切口后，将标本装袋后完整取出（图 4-19-15）。

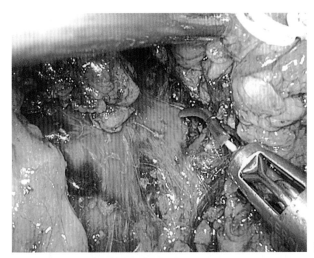

图4-19-14 移除动脉阻断夹

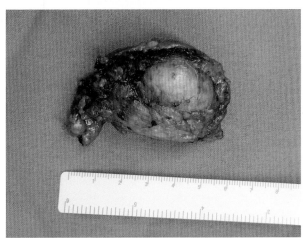

图4-19-15 大体标本（完整）

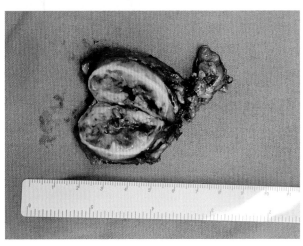

图4-19-15 大体标本（切开）

1. 手术途径的选择：腹腔镜肾部分切除术可以采用经腹腔或经腹膜后腔途径。应按照术者习惯、肿瘤位置、肿瘤大小、与肾血管关系等因素决定。一般肾脏背侧肿瘤更适合经腹膜后腔途径。经腹膜后腔途径优点为可避开肠道干扰，受周围脏器影响小，缺点为操作空间小，所以对于初学者或者操作不熟练者经腹腔途径可能是更好的选择。经腹腔途径，可以提供较为宽敞的操作空间，腹侧肾肿瘤可选用该途径。两种途径对于操作较为熟练的术者都是可以采用的。

2. 肾门血管的处理：肾部分切除过程中，对于多支动脉或者分支较早的患者，应结合术前影像学进行提前判断，分别进行阻断，以达到较好的阻断效果。阻断时间对于患者术后肾功能恢复至关重要，故应做好切除及缝合的所有准备再进行阻断，缝合完成后先松阻断再剪线取针，注意细节，尽量缩短阻断时间。

3. 肾脏充分游离：肾脏充分游离对腹膜后腔途径肾脏部分切除尤为关键，尤其对一些部位的肾脏肿瘤，切除缝合较为困难，肾脏充分游离，甚至能将肾脏沿肾门部进行部分角度旋转，以降低切除缝合难度。

4. 肾脏创面缝合：对于肾部分切除的创面缝合，特别是肾创面较深时，推荐采用分层缝合的方法。深层主要是针对肿瘤切除过程中开放的血管和集合系统进行关闭。也是通过对深层肾髓质的对合，起到创面减张的作用。外层缝合可以达到彻底止血和重建的效果，但缝合进出针点必须在肾包膜上，否则易出现缝线切割肾脏实质的情况，术后易出现局部出血。

主诉： 体检发现双肾肿瘤7年余。

现病史： 女性，52岁。患者于7年前体检行彩超检查发现双肾多发肿瘤，右侧较大者直径约1cm，考虑错构瘤可能。平日伴有右侧腰部酸胀感，无腰痛、血尿等不适，定期复查。2个月前外院复查彩超示肝肾之间可见大小约7.9cm×3.5cm偏强回声团块影，与肾脏关系密切，双肾内可探及多个偏强回声团块影。1个月前于我院行CTU检查示双肾内见多发含脂密度灶，部分超越轮廓外，大者位于右肾上部，大小约5.5cm×3.0cm×3.5cm，增强后其内可见絮片状稍高密度影，脂质成分不强化，考虑双肾错构瘤可能性大（图4-20-1～图4-20-3）。

既往史： 2014年因肝囊肿行腹腔镜肝囊肿开窗术，2022年5月因右侧卵巢黏液性腺癌及子宫肌瘤行腹腔镜下双侧附件切除术+子宫肌瘤切除术。

查体： 生命体征平稳，心肺听诊无特殊，两肾区无隆起，无叩击痛，沿两侧输尿管走行区无压痛，膀胱区无充盈，无压痛。

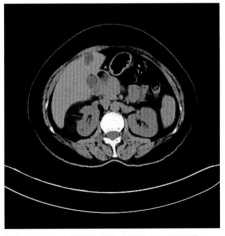

图4-20-1 右肾错构瘤最大瘤体CT平扫影像

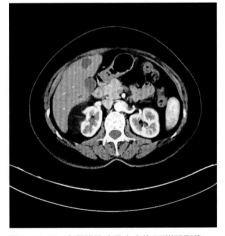

图4-20-2 右肾错构瘤最大瘤体CT增强影像

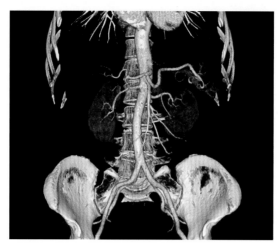

图4-20-3 CT三维动脉重建

1. 泌尿系统彩超：肝肾之间可见大小约为7.9cm×3.5cm偏强回声，与肾脏关系密切。双肾内可探及多个偏强回声，右肾较大者约1.9cm×1.7cm，左肾较大者约2.3cm×1.5cm。

2. CTU：双肾大小形态未见明显异常，双肾内见多发含脂密度灶，部分超越轮廓外，大者位于右肾上部，大小约5.5cm×3.0cm，考虑双肾多发血管平滑肌脂肪瘤（AML）可能。

3. 肾血流功能显像：GFR为63.7ml/（min·1.73m^2），右肾GFR为27.7ml/（min·1.73m^2），左肾GFR为36.0ml/（min·1.73m^2）。左肾血流灌注及功能稍差，右肾血流灌注及功能较差，肾盂引流欠通畅。

患者病程中仅有右腰部酸胀感，因体检彩超发现双肾肿瘤，结合彩超及CTU检查，考虑双肾肿瘤含有脂肪成分，双肾错构瘤可能性大。右肾错构瘤较大，存在自发出血风险，可考虑手术切除；左肾错构瘤较小，暂不需手术干预。术前患者肌酐正常，但肾血流功能显像提示双肾功能轻度受损，术中应避免过久肾动脉阻断造成的肾功能进一步损害。术前评估心肺功能，未见明显异常，拟采取经腹膜后腔腹腔镜右肾部分切除术，常规术前准备。

手术过程

1. 插管全麻，留置尿管，采用左侧卧位，常规消毒铺单。

2. 于腋中线髂嵴上2cm做第一切口，长于2cm，依次切开皮肤、皮下组织及脂肪，以中弯钳扩开肌层，并进入腹膜后腔。

3. 以示指或中指紧贴肌层内侧壁钝性分离腹膜后腔脂肪，建立腹膜后腔间隙。在手指引导下，于腋后线肋缘下做第二切口，置入5cm Trocar。平行第二切口，于腋前线做第三切口，置入12cm Trocar，并平行第一切口于腋前线偏外侧2cm做第四切口，置入5cm Trocar。

4. 于第一切口置入10cm Trocar作为观察孔，建立气腹。

5. 游离腹膜后腔脂肪，显露后腹膜，注意游离过程中避免损伤腹膜，如腹膜有破口，建议闭合后再进行下一步手术（图4-20-4）。

6. 辨认腹膜反折，打开Gerota's筋膜，显露肾周脂肪（图4-20-5）。

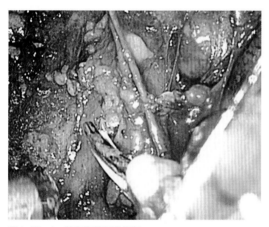

图4-20-4 游离腹膜后腔脂肪

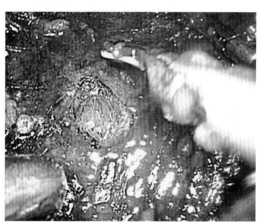

图4-20-5 打开Gerota's筋膜（一）

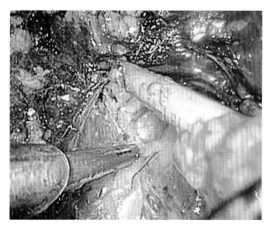

图4-20-5 打开Gerota's筋膜（二）

7　沿腰大肌游离肾周脂肪（图4-20-6），先显露腔静脉（图4-20-7），后沿
　　腔静脉显露肾动脉（图4-20-8）。

8　紧贴肾脏腹侧游离肾脏，充分显露肾脏错构瘤，游离最大径错构瘤时应只
　　游离错构瘤根部，以形成自然悬吊状态，利于空间暴露（图4-20-9，图
　　4-20-10）。

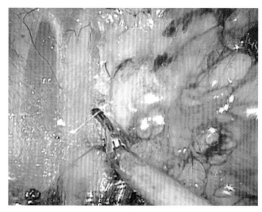

图4-20-6　游离腰大肌表面肾周脂肪

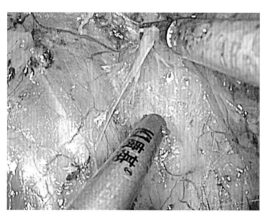

图4-20-7　显露腔静脉

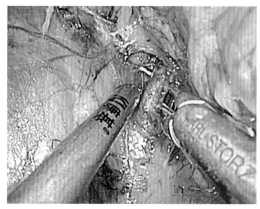

图4-20-8　显露肾动脉

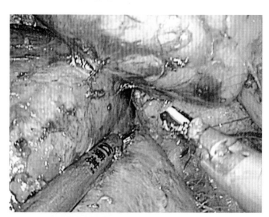

图4-20-9　充分游离上部肿瘤

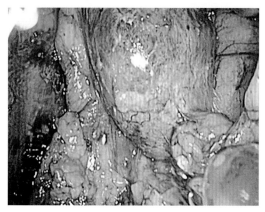

图4-20-10　充分游离下部肿瘤

9 以哈巴狗钳临时阻断肾动脉（图4-20-11），以剪刀沿肿瘤根部切除（图4-20-12），部分底部错构瘤肿瘤组织以吸引器吸除（图4-20-13）。

10 以1-0 v-loc线连续严密缝合瘤穴（图4-20-14），并松开哈巴狗钳（图4-20-15），评估有无创面出血。

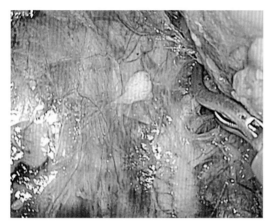

图4-20-11 阻断肾动脉

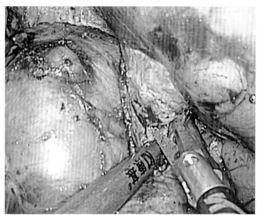

图4-20-12 沿根部切除肿瘤

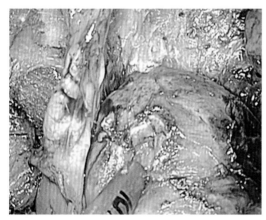

图4-20-13 吸除底部残余错构瘤组织

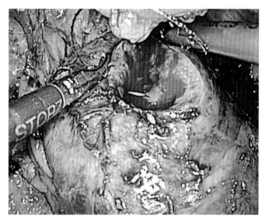

图4-20-14 1-0 v-loc线缝合创面（一）

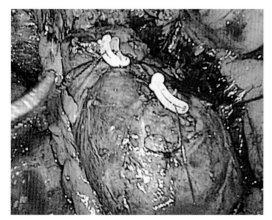

图4-20-14 1-0 v-loc线缝合创面（二）

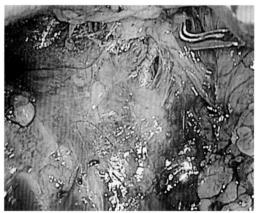

图4-20-15 移除肾动脉阻断

⑪ 从腹膜侧游离最大径错构瘤（图4-20-16），将肿瘤组织置入标本袋内，取出（图4-20-17）。

⑫ 留置引流管，缝合切口。

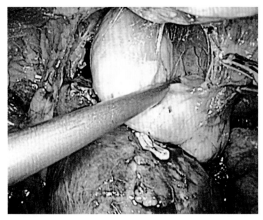
图4-20-16　游离肿瘤腹膜侧

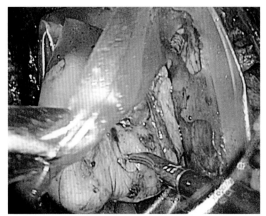
图4-20-17　肿瘤置入标本袋

专家点评

① 错构瘤是最为常见的肾脏良性肿瘤，一般为单侧，但也有双侧多发，对于此类多发肾脏错构瘤，需要排除结节性硬化症相关的肾脏错构瘤。该患者仅存在双肾错构瘤，并无合并其他结节性硬化症相关体征及病变，暂不考虑。

② 考虑错构瘤为良性病变，较小的肾脏错构瘤不需手术处理，但该患者右肾错构瘤瘤体较大，存在自发性出血风险，需积极手术处理；而左肾错构瘤较小，出血风险不大，暂不需手术干预。

③ 肾脏错构瘤手术与肾癌手术相似，错构瘤只需要剜除肿瘤即可。根据错构瘤的成分，可以采取不同的手术策略。如错构瘤含有脂肪成分较少，质地相对较硬，建议与肾癌的肾部分切除方式相同，应连同瘤体周围的少许正常肾实质一并切除；而如错构瘤含有大量脂肪成分或以脂肪成分为主，可以采取吸除的方式，尽量避免损失正常肾单位组织，保护肾功能。尤其是该患者的肾血流功能显像提示双肾功能轻度受损，更应尽可能保护肾功能。

④ 术前增强CT提示最大径瘤体中有一支分支动脉供血，在切除后，应注意闭合该分支动脉，或缝合时应更为严密，避免术后出血。

腹腔镜经腹膜后腔右肾部分切除术（肾部分切除术中出血时，对副肾动脉的定位）

病历摘要

主诉：体检发现右肾肿瘤9年，增大1个月。

病史：女性，49岁。患者9年前因体检超声发现右肾错构瘤，初发时考虑肿瘤直径为0.6～0.7cm，患者无不适主诉，无腰痛、血尿、尿痛、尿频、尿急、腹痛、腹胀等症状，定期复查。2021年复查时超声显示肿瘤直径为0.7cm左右。2022年10月复查超声显示右肾上极高回声，大小约2.5cm×2.0cm，其内可见血流信号。MRI提示右肾上极高回声，大小约2.1cm×1.9cm，稍长T2、稍长T1信号，考虑右肾错构瘤可能（图4-21-1，图4-21-2）。门诊以"右肾肿瘤，右肾错构瘤可能性大"收入院。

既往史：1997年行剖宫产术，余无特殊。

查体：未见特殊异常。

影像资料

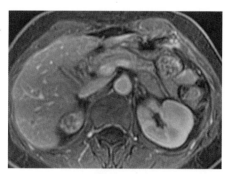

图4-21-1　MRI横断面

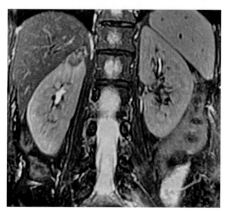

图4-21-2　MRI冠状面

术前评估

　　入院后完善术前评估，凝血、输血8项、肝全+肾全+脂全、全血细胞分析、心电图未见明显异常。复查泌尿系统超声显示右肾上部见中高回声，2.4cm×1.7cm，提示血管平滑肌脂肪瘤可能。腹盆CT平扫显示右肾上极混合密度病变，内含脂肪成分，大小约2.4cm×2.2cm，右肾血管平滑肌脂肪瘤可能。肾血流功能显像显示双肾血流灌注及功能正常。

　　根据患者病情，拟行经腹膜后腔右肾部分切除术。

手术过程

1. 采用经腹膜后腔上尿路手术操作体位。术前于病房标记手术侧。采用插管全麻。留置尿管。常规消毒铺单。
2. 建立腹膜后腔途径上尿路手术通路。本例手术采用4孔。
3. 清理腹膜后腔脂肪。患者较瘦，清理腹膜外脂肪时应注意不要损伤腹膜（图4-21-3）。
4. 打开肾周筋膜（图4-21-4）。

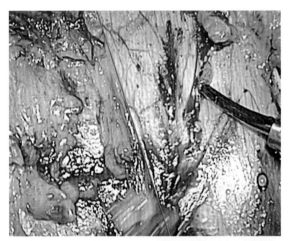

图4-21-3　清理腹膜外脂肪

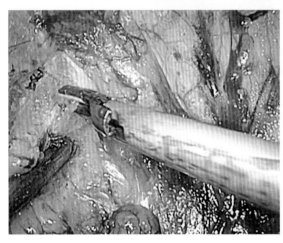

图4-21-4　打开肾周筋膜

⑤ 分离肾动脉。本台手术初步发现一支肾动脉（图4-21-5）。

⑥ 沿肾脏表面游离肾周脂肪寻找肿瘤，术前MRI影像学提示肿瘤位于右肾上极。

⑦ 充分暴露右肾肿瘤（图4-21-6）。

⑧ 使用单极标记肿瘤周边。因肿瘤生长较快，应考虑到具有恶性潜能的上皮样血管平滑肌脂肪瘤，因此，按肾部分切除术进行，不能行肿瘤剜除术（图4-21-7）。

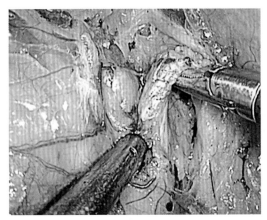

图4-21-5　寻找肾动脉

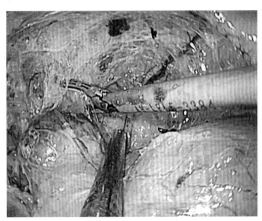

图4-21-6　游离肾表面显露肿瘤

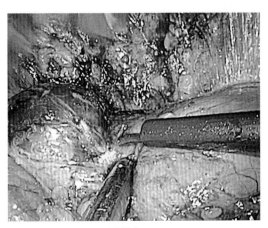

图4-21-7　电钩勾画肿瘤轮廓

9 阻断肾动脉，阻断后触碰肾脏，发现肾脏质地并无变软，肾脏颜色也未呈苍白色，怀疑可能存在多支动脉可能（图4-21-8，图4-21-9）。

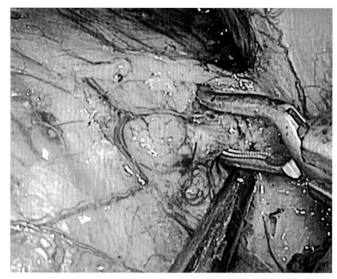

图4-21-8　阻断肾动脉

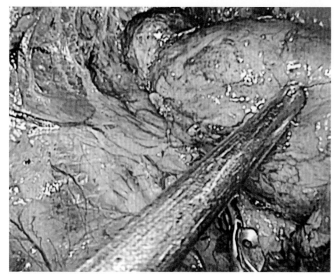

图4-21-9　阻断肾动脉后肾脏颜色未明显变化

10 切除肿瘤，发现肾脏创面出血较多，考虑存在多支肾动脉，马上将肾脏翻向腹侧并于原肾动脉周围寻找分支肾动脉，后于阻断的肾动脉头侧发现另一支肾动脉，再次阻断新发现的肾动脉。阻断后肾脏创面出血明显减少（图4-21-10～图4-21-15）。

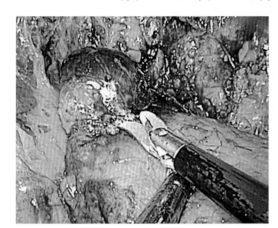

图4-21-10 切除肿瘤

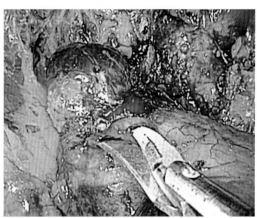

图4-21-11 创面渗血较多

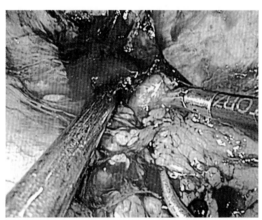

图4-21-12 再次寻找肾动脉，可见另一支肾动脉

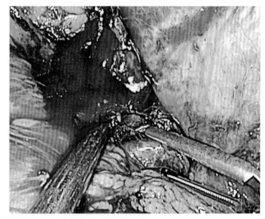

图4-21-13 重新阻断肾动脉

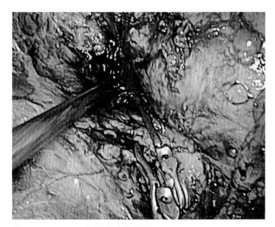

图4-21-14 双支肾动脉均阻断

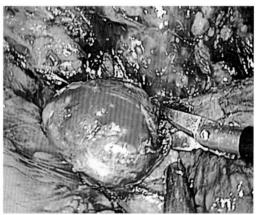

图4-21-15 继续切除肿瘤，出血减少

11 完整切除肿瘤（图4-21-16）。

12 使用3-0 v-loc线缝合基底。使用1-0 v-loc线缝合肾实质（图4-21-17，图4-21-18）。

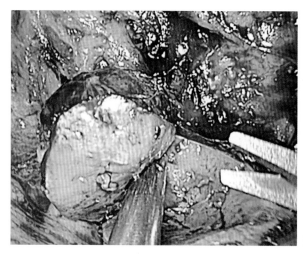

图4-21-16　完整切除肿瘤

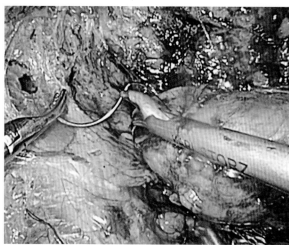

图4-21-17　3-0 v-loc线缝合基底

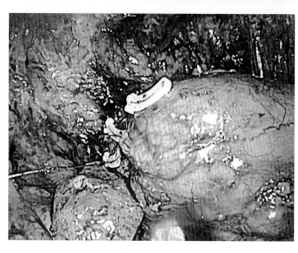

图4-21-18　1-0 v-loc线缝合创面

⑬ 松开阻断，观察缝合处是否有活动性出血。

⑭ 取出肿瘤。

⑮ 局部放置止血材料，留置引流管。手术结束，大体标本见图4-21-19，
图4-21-20。

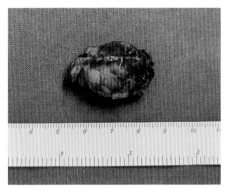 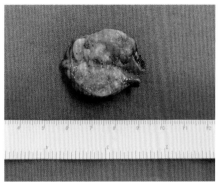

图4-21-19 大体标本（完整）　　　　　图4-21-20 大体标本（切开）

❶ 手术适应证的选择：错构瘤是良性疾病，本病例中右肾肿瘤体积较小，可
以继续随访观察。但患者近1个月体检发现肿瘤体积较前明显增大，需考
虑到肾错构瘤中具有恶性潜能的上皮样肾血管平滑肌脂肪瘤的可能，且患
者治疗意愿强烈，因此，决定收入院行手术治疗。考虑肿瘤生长迅速，存
在恶性可能，因此，手术方式选择腹腔镜肾部分切除术，而不能像典型的
错构瘤那样行剜除术。

❷ 明确肾脏血供情况：术前阅片中未能明确肾动脉的数量，认为仅单支肾动
脉，未能完全阻断肾脏血流供应，导致患者术中出血较多。因此，术前应
明确患者肾脏血供情况。主要方法是通过术前增强CT明确肾脏血管的走行
及分支，有条件的医院可在肾部分切除术前行肾脏血管的CTA检查。本例
手术术前读片中未能发现分支肾动脉，因此，手术时仅分离一支肾动脉。

❸ 术中判断是否完全阻断肾脏动脉：①阻断肾动脉后可以用器械按压肾脏，
感觉肾脏质地有无变软，肾脏颜色有无变苍白。②使用剪刀剪开肾脏包膜
和部分肾实质后，是否有明确的活动性动脉出血，主要表现为出血较多、
较快、鲜红，如果有以上情况应该马上停止切除肿瘤，抬起肾脏寻找是否
存在肾动脉分支。即本例病例采用的方法。③一些患者肾动脉分支较早，
在分离肾动脉时应该尽可能向根部分离，以免只是阻断肾动脉分支。

病例 22 腹腔镜经腹膜后腔右肾多发大体积错构瘤的处理

病历摘要

主诉： 面部皮疹27年，体检发现双肾肿物10年。

病史： 女性，37岁。患者27年前面部皮肤开始出现散在多发的针尖至米粒大小的坚硬蜡样丘疹，呈蝶形分布于面部鼻翼两侧，压之稍褪色，无瘙痒、疼痛等不适症状，曾于外院皮肤科就诊行激光治疗，目前丘疹减少。患者10年前体检腹部超声发现双肾多发小结节，直径不超过1cm（未见报告），考虑多发性错构瘤。伴右脚小趾单个甲周纤维瘤，直径约2mm，患者无特殊不适，未予以重视及诊疗。1年前患者右脚小趾甲周纤维瘤体积增大，右脚其余四趾及左脚相继出现甲周纤维瘤，就诊于当地医院，完善泌尿系统超声提示双肾多发错构瘤，考虑结节性硬化症（TSC）。患者无血尿、尿频、尿急、尿痛、腰痛、头痛等症状，遂来我院就诊，行胸腹盆增强CT：双肾多发大小不等类圆形脂肪、软组织混杂密度影，边界较清，较大者于左肾，大小约77mm×96mm，周围组织受压移位，增强扫描未见明显强化，部分病灶内可见血管走行（图4-22-1）。肺部弥漫性分布磨玻璃密度小结节、微小结节影，双肺弥漫分布薄壁透亮影，符合TSC肺内改变。进一步行基因检测，见TSC2基因突变。患者结节性硬化症诊断明确，目前为行肾血管平滑肌脂肪瘤切除收入院。

既往史： 曾行甲状腺结节手术，宫颈锥切手术。

查体： 心肺腹无特殊，双肾区无叩击痛。

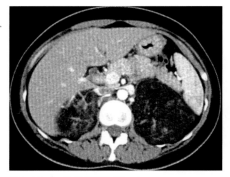
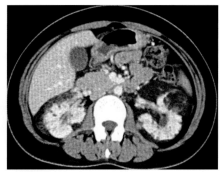

影像资料

图4-22-1 腹部增强CT（一）　　　　　图4-22-1 腹部增强CT（二）

术前评估

　　患者影像学检查提示双肾多发血管平滑肌脂肪瘤，结合患者其他系统临床表现，以及基因检测结果，考虑TSC诊断明确。患者左肾血管平滑肌脂肪瘤最大者约77mm×96mm，体积较大，出血风险较高，有手术指征。

　　入院后进一步评估心肺功能，未见明显异常。肾血流显像提示双肾血流灌注及功能正常，GFR为73.1ml/（min·1.73m²），其中左肾GFR为36.0ml/（min·1.73m²）；右肾GFR为37.1ml/（min·1.73m²）。手术方式为腹腔镜左肾部分切除术。

手术过程

1. 采用经腹膜后腔肾部分切除手术操作体位。术前于病房标记手术侧。采用插管全麻。留置尿管。常规消毒铺单。

2. 建立腹膜后腔后，置入肾脏手术通道。本例手术采用4孔。

3. 清理腹膜外脂肪（图4-22-2），辨认腹膜反折后，于腹膜反折背侧纵行打开肾周筋膜，显露腰大肌及肾周脂肪囊。

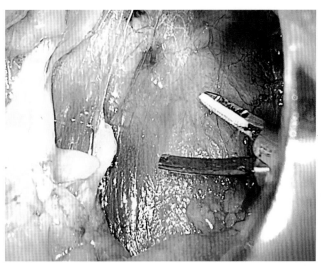

图4-22-2 清理腹膜外脂肪

4　沿腰大肌表面将肾周脂肪囊充分游离，并向腹侧推开（图4-22-3）。寻找
腰大肌表面的内侧弓状韧带，并在该韧带与腰大肌内侧缘的对称位置寻找
左肾动脉并游离（图4-22-4）。

5　游离左肾肿瘤（图4-22-5）。

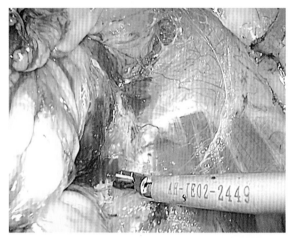

图4-22-3　沿腰大肌游离肾周脂肪

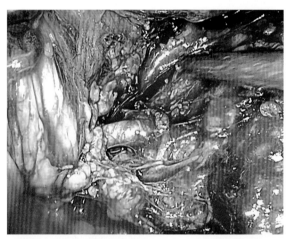

图4-22-4　显露肾动脉

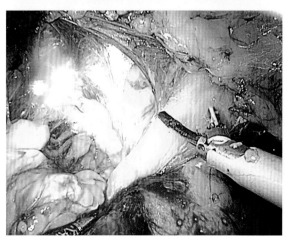

图4-22-5　游离左肾肿瘤

6　使用血管阻断夹阻断肾动脉（图4-22-6），将左肾肿瘤从肾脏切除（图
　　4-22-7）。

7　1-0 v-loc线连续缝合肾脏切面（图4-22-8）。移除动脉阻断夹（图4-22-9），
　　检查肾脏创面仍有渗血，继续缝合加固（图4-22-10）。

8　继续游离切除的肿瘤与周围组织（图4-22-11）。

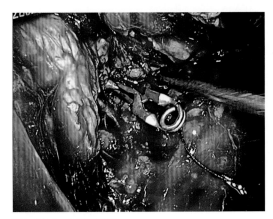

图4-22-6　阻断肾动脉

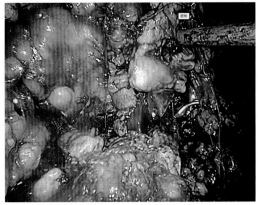

图4-22-7　切除肾肿瘤

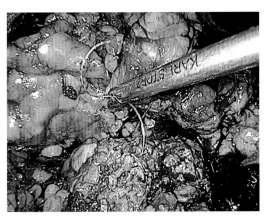

图4-22-8　1-0 v-loc线缝合肾脏切面

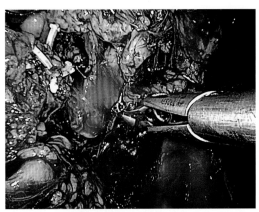

图4-22-9　移除动脉阻断

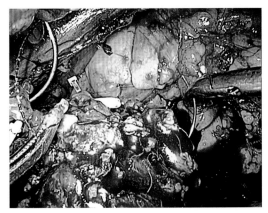

图4-22-10　加固缝合创面

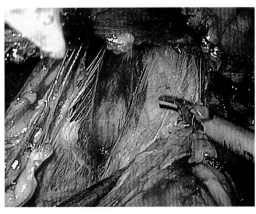

图4-22-11　游离肿瘤腹膜侧

9 经辅助孔置入标本袋，将左肾肿瘤置入袋中（图4-22-12）。再次检查肾门与创面，止血并放置引流管（图4-22-13）。最后扩大辅助孔切口后，将标本完整取出。

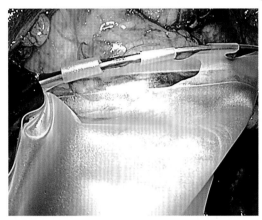

图4-22-12 肿瘤置入标本袋

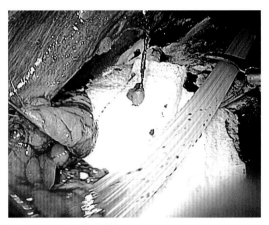

图4-22-13 摆放引流管

 专家点评　结节性硬化症是一种较罕见的常染色体显性遗传病，致病基因包括*TSC*1和*TSC*2，在肾脏方面病变主要为肾血管平滑肌脂肪瘤。AML的治疗包括监测、mTOR抑制剂、介入栓塞及手术治疗。对于直径≥4cm的肾血管平滑肌脂肪瘤，由于其出血风险显著升高，建议予药物或手术干预。由于肾血管平滑肌脂肪瘤往往多发，对于适合手术的患者，优先选择保留肾单位手术，即肾部分切除术，以保护患者的肾功能。如双侧肾脏均需手术，可考虑分期进行，根据患者肿瘤大小、肾功能综合考虑手术顺序。

此次手术行腹膜后腔入路腹腔镜左肾部分切除术。肾动脉进行阻断后，沿肿瘤边界将肿瘤从肾脏表面切除。虽然患者左侧肿瘤体积较大，但考虑肿瘤位置不深，予单层缝合。由于切除后创面也较大，当松解阻断后仍可见渗血，需补充缝合确保无出血。

机器人辅助腹腔镜经腹腔右肾癌根治性切除术

病历摘要

主诉： 查体发现右肾肿瘤5天。

病史： 女性，51岁。患者5天前于当地查体，行泌尿系统彩超偶然发现右肾肿瘤，遂进一步行增强CT，提示右肾可见类圆形团块影，呈等低密度，增强后观察动脉期呈明显不均匀强化，大小约49mm×45mm，考虑右肾肿瘤，肾癌可能性大（图4-23-1）。PET/CT提示右肾见一大小约为4.8cm×4.3cm类圆形软组织肿块影，边界清晰，内密度不均，不均匀轻度代谢增高，SUV_{max}约1.36，病灶局部凸入右侧肾盂。考虑右肾软组织肿块，不均匀轻度代谢增高，肾癌可能性大，右侧肾盂受侵。患者无血尿、腰痛、发热等不适。

既往史： 剖宫产术史。

查体： 心肺无特殊，下腹可见陈旧剖宫产术后瘢痕，双肾区无叩击痛。

影像资料

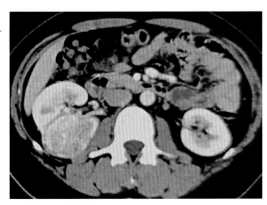

图4-23-1 腹部增强CT

术前评估

患者影像学检查提示右肾肿瘤，直径约5cm，考虑恶性可能性大，且存在肾盂受侵可能。结合患者临床资料，考虑右肾肿瘤诊断基本明确，肾癌可能。手术适应证明确。

门诊进一步补充评估心肺功能，未见明显异常。肺部CT未见远处转移证据。肾血流显像提示双肾GFR为103.47ml/（min·1.73m²），右肾GFR为54.28ml/（min·1.73m²），左肾GFR为49.19ml/（min·1.73m²）。手术方式为机器人辅助腹腔镜右肾根治性切除术。

手术过程

① 采用经腹腔上尿路手术操作体位。术前于病房标记手术侧。采用插管全麻。留置尿管。常规消毒铺单。

② 建立气腹后，置入上尿路手术通路。本例手术采用6孔（含剑突下Torcar及镜头孔2侧的辅助孔）。

③ 观察肝脏对右肾遮挡较明显，先切断肝结肠韧带、肝右侧三角韧带，经剑突下Torcar置入持针器，将肝脏抬起（图4-23-2）。

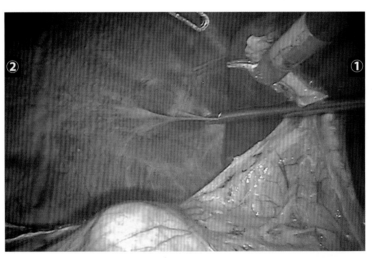

图4-23-2　抬起肝脏协助显露

4. 沿升结肠外侧打开侧腹膜，上至肝结肠韧带，下至髂窝。沿Gerota's筋膜外层将结肠向内侧推开，直至显露十二指肠（图4-23-3）。再沿十二指肠降部外侧将十二指肠推向内侧，显露下腔静脉（图4-23-4）。

5. 于肾下极水平，下腔静脉外侧向背侧分离，进入腰大肌表面的疏松无血管区。将肾脏抬起，沿此层面向头侧拓展，至肾门血管处（图4-23-5）。

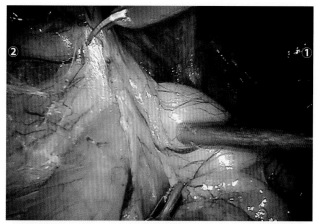

图4-23-3　显露十二指肠

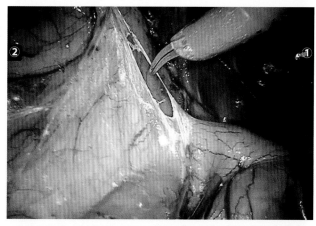

图4-23-4　显露下腔静脉

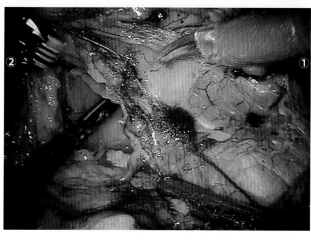

图4-23-5　沿腰大肌表面向肾门游离

⑥ 于肾门处可见右肾静脉从下腔静脉处发出。通常在肾静脉的下后方，使用钝性、锐性相结合的方法，寻找并游离右肾动脉（图4-23-6）。Hem-o-lok夹闭并离断（图4-23-7）。

⑦ 确认肾动脉妥善处理后，同法游离并切断右肾静脉（图4-23-8，图4-23-9）。

⑧ 沿下腔静脉继续向上，在右肾上腺外侧游离右肾上极、右肾外侧及背侧（图4-23-10，图4-23-11）。

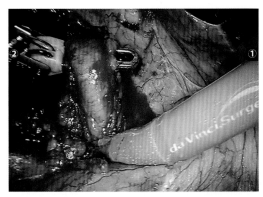

图4-23-6 游离出肾动脉

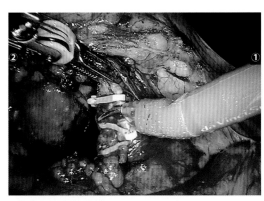

图4-23-7 切断肾动脉

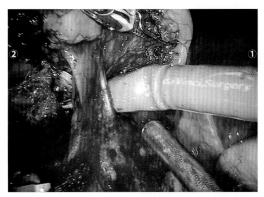

图4-23-8 游离肾静脉

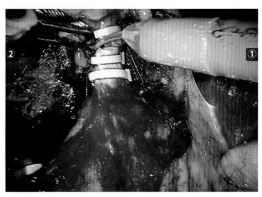

图4-23-9 切断肾静脉

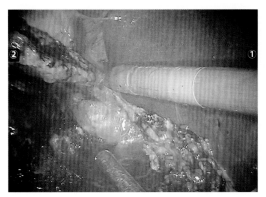

图4-23-10 游离右肾上极

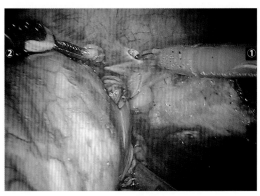

图4-23-11 游离右肾外侧及背侧

⑨　于肾下极寻找并切断输尿管（图4-23-12，图4-23-13），将右侧肾脏完全游离。

⑩　仔细止血后，经辅助孔置入标本袋，将右肾及输尿管置入袋中（图4-23-14）。放置引流管（图4-23-15）。最后扩大辅助孔切口后，将标本完整取出。

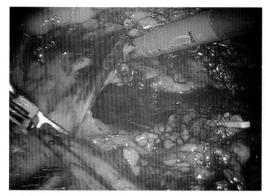

图4-23-12　游离出输尿管

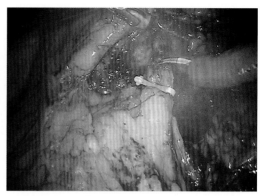

图4-23-13　切断输尿管

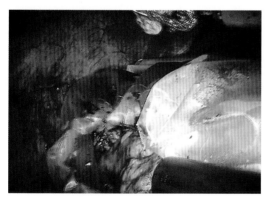

图4-23-14　肾脏装入标本袋

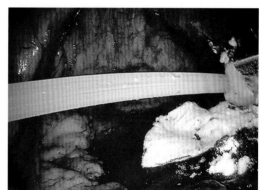

图4-23-15　摆放引流管

1 机器人的选择：机器人手术具有操作稳定、灵活，缝合更加精准等优势。但在肾根治性切除手术当中，其与传统腹腔镜手术相比优势并不明显，且存在费用高昂、手术准备时间较长等不足。但机器人肾根治切除手术较其他类型机器人手术而言，操作更加简单，风险较低，作为刚刚开展机器人手术，还未通过学习曲线的医生，可以通过此类手术逐渐熟悉和适应机器人操作。

2 手术途径的选择：与传统腹腔镜手术一致，机器人辅助腹腔镜肾根治性切除术也可以采用经腹腔或经腹膜后腔途径。但因经腹腔途径可以提供较为宽敞的操作空间、更多的解剖标记，对初学者而言，经腹腔途径操作更方便、更安全。但对于机器人操作较为熟练，或对经腹腔途径经验较少的医生，经腹膜后腔途径肾根治性切除术也是同样可行的。

3 肾门血管的处理：在肾根治性切除术中，肾门血管的处理是相对风险较高的手术步骤。游离、裸化血管过程中，需要在一定程度上保持肾门血管的张力，而机器人系统缺乏力的反馈，故在操作时一定要注意轻柔，避免器械碰撞导致的血管撕脱。此外，有时候患者会同时存在多支肾动脉，游离并离断单支肾动脉后，夹闭肾静脉，可能会导致肾脏渗血，影响术野。故术前需要认真读片，通过影像学检查预判肾动脉的数量和走行，在术中，结扎肾静脉之前，一定要仔细检查肾门，确保所有肾动脉均已离断。

病历摘要

主诉： 查体发现左肾肿物20天。

病史： 男性，70岁。患者20天前因查体行泌尿系统超声，提示左肾中部见中等回声，大小约4.5cm×2.6cm×3.2cm，形态尚规则，边界尚清，略向外突，内回声欠均，CDFI：周边内部点条状血流信号。考虑左肾肿物，建议进一步检查。后进一步行腹部增强CT，提示左肾中部见类圆形稍高密度肿块影，其内可见条形低密度影，平扫CT值约37HU，边界不清，大小约3.1cm×2.8cm，增强扫描动脉期明显强化，静脉期及延迟期退出（图4-24-1）。考虑恶性病变，透明细胞癌可能性大。PET-CT检查提示左肾后唇见稍高密度结节，直径为2.9cm，放射性摄取稍增高，SUV_{max}5.3，考虑左肾稍高密度结节，代谢增高，建议进一步检查排除恶性病变。患者否认发热、尿频、尿急、尿痛、腰痛等不适，无午后潮热、夜间盗汗、肉眼血尿等症状。为求进一步手术治疗收入我院。

既往史： 诊断心动过缓十余年，平均心率55次/分，无特殊治疗。

查体： 心肺腹无特殊，双肾区无叩击痛。

影像资料

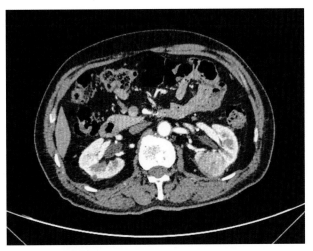

图4-24-1 腹部增强CT

术前评估

　　患者影像学检查提示左肾肿瘤，直径约3.5cm，考虑恶性可能性大。结合患者临床资料，考虑左肾肿瘤诊断基本明确，肾癌可能，临床分期cT1aN0M0。手术适应证明确。

　　门诊进一步补充评估心肺功能，未见明显异常。肺部CT未见远处转移证据。肾血流显像提示双肾血流灌注及功能正常，GFR为89.25ml/（min·1.73m²），其中左肾GFR为42.21ml/（min·1.73m²）；右肾GFR为47.04ml/（min·1.73m²）。手术方式为机器人辅助腹腔镜左肾部分切除术。

手术过程

1. 采用经腹膜后腔上尿路手术操作体位。术前于病房标记手术侧。采用插管全麻。留置尿管。常规消毒铺单。

2. 建立腹膜后腔，置入上尿路手术通道。本例手术采用4孔。

3. 清理腹膜外脂肪（图4-24-2），辨认腹膜反折后，于腹膜反折背侧纵行打开肾周筋膜，显露腰大肌及肾周脂肪囊（图4-24-3）。

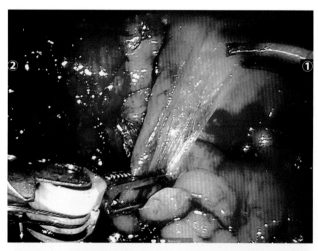

图4-24-2　游离腹膜外脂肪

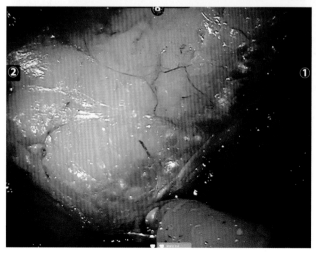

图4-24-3　打开肾周筋膜

4 沿腰大肌表面将肾周脂肪囊充分游离，并向腹侧推开（图4-24-4）。寻找腰大肌表面的内侧弓状韧带，并在该韧带与腰大肌内侧缘的对称位置寻找左肾动脉并游离（图4-24-5）。

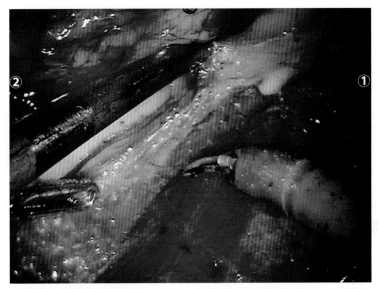

图4-24-4　将肾脏向腹侧推开

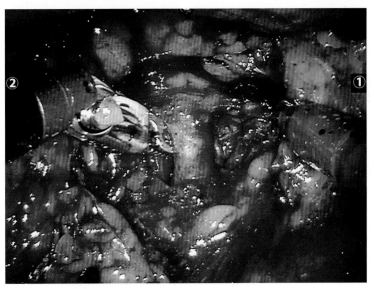

图4-24-5　游离肾动脉

5 于靠近腹膜的位置，纵行劈开肾脂肪囊，游离左肾，并暴露肿瘤（图4-24-6，图4-24-7）。

6 使用血管阻断夹阻断肾动脉（图4-24-8）。于距离肿瘤边缘0.5cm处剪开肾实质，采用钝性、锐性相结合的方法，游离肿瘤基底部，同时尽可能避免破坏血管及集合系统（图4-24-9）。

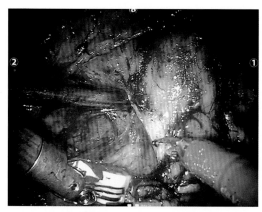

图4-24-6 游离肾脏

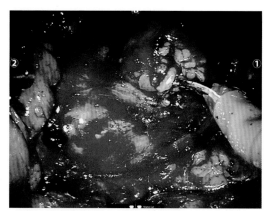

图4-24-7 暴露肿瘤

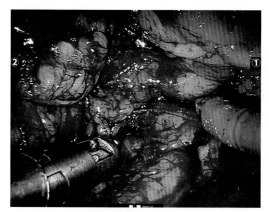

图4-24-8 阻断肾动脉

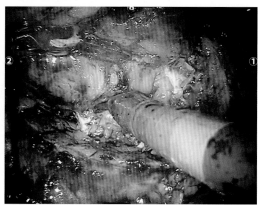

图4-24-9 切除肿瘤

7　将一臂更换为持针器。使用分层缝合的方法，3-0 v-loc线连续缝合肿瘤基底（图4-24-10），收紧后，再用1-0 v-loc线连续缝合创面。线尾用Hem-o-lok固定（图4-24-11）。

8　移除动脉阻断夹，检查肾门及肾脏创面有无活动性出血（图4-24-12，图4-24-13）。

9　经辅助孔置入标本袋，将左肾肿瘤置入袋中（图4-24-14）。放置引流管（图4-24-15）。最后扩大辅助孔切口后，将标本完整取出。

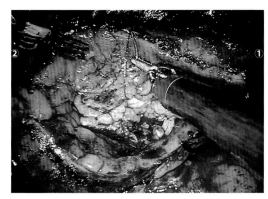

图4-24-10　3-0 v-loc线缝合基底

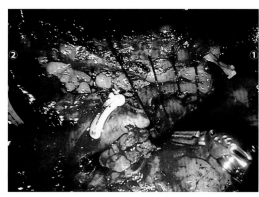

图4-24-11　1-0 v-loc线缝合创面

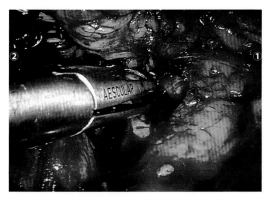

图4-24-12　移除动脉阻断

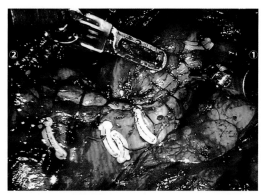

图4-24-13　检查创面

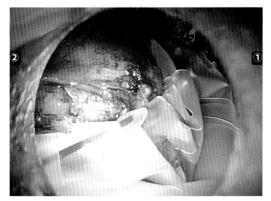

图4-24-14　肿瘤装入标本袋

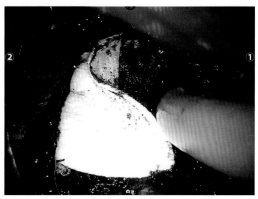

图4-24-15　摆放引流管

1. 机器人Trocar的置入：因为腹膜后腔空间较小，在置入机器人Trocar时，空间的扩展就非常重要。可使用气囊将腹膜尽可能向腹侧推移，并在直视下，在腹膜反折边缘置入机器人Trocar，最大限度利用腹膜后腔的操作空间。同时，Trocar置入过深可能会导致Trocar附近操作困难，故置入Trocar时，套管上的第一条标记线进入视野即可。

2. 手术途径的选择：与传统腹腔镜手术一致，机器人辅助腹腔镜肾部分切除术也可以采用经腹腔或经腹膜后腔途径。目前，机器人可弯曲的操作器械，使切除肿瘤和缝合创面更加灵活，肿瘤位置对入路的制约程度极大地缩小。由于经腹膜后腔途径更加直接，拥有对腹腔内肠道影响较小、术后患者恢复更快等优势，我科更多采用经腹膜后腔途径进行机器人辅助肾部分切除术。但对于上极内侧肿瘤和前唇肿瘤，经腹膜后腔途径存在一定的视觉盲区和操作盲区，还是倾向于经腹腔途径。当然，手术途径的选择还需要结合患者自身条件和医生的经验，进行综合判断。

3. 肾门血管的处理：在肾部分切除过程中，肾动脉的阻断程度决定了界面的清晰程度。部分患者存在肾动脉分支过早或多支肾动脉的情况，可能使主刀医生将游离出的分支或肾动脉中的一支误以为是肾动脉主干，导致阻断不理想。另外，还可能由于动脉阻断夹闭合不严，阻断不完全。所以在阻断不满意的时候，如果确认没有其他的分支动脉，可以尝试在肾动脉上并排使用两个阻断夹，以达到彻底阻断的效果。

4. 创面缝合：对于肾部分切除的创面缝合，特别是创面相对较深时，推荐采用分层缝合的方法。内层主要是针对肿瘤切除过程中形成的血管和集合系统的小破口，进行关闭。也是通过对内层肾髓质的对合，起到创面减张的作用，接下来再通过创面外层缝合达到彻底止血和重建的效果。在机器人手术中，医生应当充分利用机器人操作臂可弯曲的优势，使得缝合过程更加精准，同时也有助于缩短肾脏的缺血时间。但是由于机器人操作缺少力反馈，在缝合的过程中，可能会出现缝线不够紧或缝线过紧，切割肾实质的问题。需要在实际操作中，不断总结经验，通过视觉弥补触觉缺乏。

病历摘要

主诉：尿色加深2个月，血尿3周。

病史：女性，59岁。患者2个月前无明显诱因出现尿色加深，就诊于外院，行中医治疗，疗效不佳。3周前出现无痛血尿，伴管型，无发热，无尿急、尿频、尿痛，遂就诊于我院急诊。超声检查示：左肾集合系统分离伴其内低回声，请结合其他影像学检查；膀胱内低回声，考虑凝血块。急诊予口服云南白药胶囊止血、持续膀胱冲洗，冲洗液颜色逐渐转清后停止膀胱冲洗。为进一步诊治就诊于我院门诊，行胸腹盆增强CT示：左侧肾盂占位病变，大小约2.0cm×1.0cm，增强扫描低强化，恶性病变不除外（图4-25-1，图4-25-2）。为进一步诊治，门诊以肾盂肿瘤收入院。

既往史：宫颈鳞癌史1年余，放化疗治疗后。

查体：心肺无特殊，两侧肾区无隆起，无叩击痛，沿两侧输尿管走行区无压痛，膀胱区无充盈。

影像资料

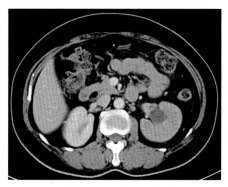 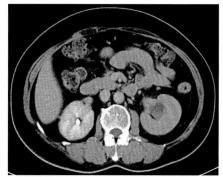

图4-25-1 腹部增强CT（动脉期） 　　图4-25-2 腹部增强CT（排泄期）

术前评估

患者影像学检查提示左侧肾盂占位病变，大小约2.0cm×1.0cm，增强扫描低强化，恶性病变不除外。结合患者临床资料，考虑左肾盂肿瘤诊断基本明确，肾盂癌可能。手术适应证明确。

门诊进一步补充评估心肺功能，未见明显异常。肺部CT未见远处转移证据。肾血流显像提示双肾GFR为72.05ml/（min·1.73m^2），右肾GFR为52.30ml/（min·1.73m^2），左肾GFR为19.75ml/（min·1.73m^2）。患者既往宫颈癌放化疗后，盆腔组织粘连严重，与患者及家属充分沟通病情后，拟行腹腔镜左肾切除术+左输尿管部分切除术。

手术过程

1. 采用经腹膜后腔上尿路手术操作体位。术前于病房标记手术侧。采用插管全麻。留置尿管。常规消毒铺单。

2. 建立气腹后，置入上尿路手术通道。本例手术采用4孔。

3. 清理腹膜外脂肪，辨认腹膜反折后，于腹膜反折背侧纵行打开肾周筋膜，显露腰大肌及肾周脂肪囊。于腰大肌表面找到输尿管（图4-25-3），用Hem-o-lok夹闭输尿管（图4-25-4）。

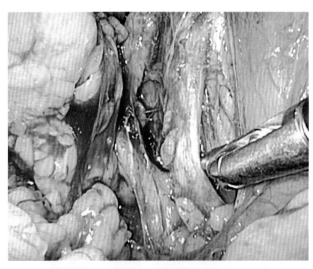

图4-25-3 腰大肌表面显露输尿管

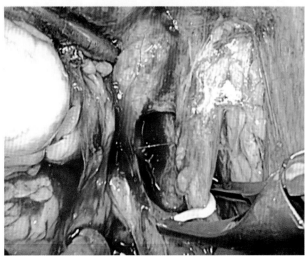

图4-25-4 阻断输尿管

4 沿腰大肌表面将肾周脂肪囊充分游离，并向腹侧推开（图4-25-5）。

5 寻找腰大肌表面的内侧弓状韧带，并在该韧带与腰大肌内侧缘的对称位置寻找左肾动、静脉并游离（图4-25-6）。

6 分别离断左肾动脉和肾静脉（图4-25-7，图4-25-8）。

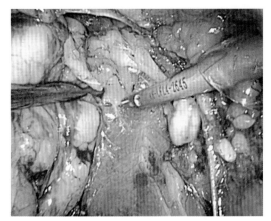

图4-25-5　沿腰大肌表面游离肾周脂肪

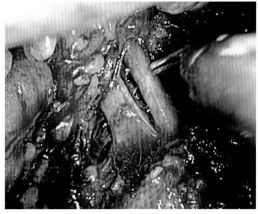

图4-25-6　游离肾动脉及肾静脉

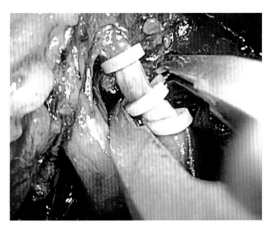

图4-25-7　离断肾动脉

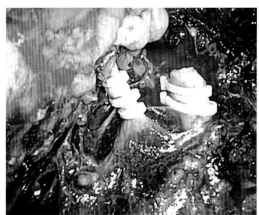

图4-25-8　离断肾静脉

7　于肾周脂肪囊外侧游离肾脏与腹膜（图4-25-9）。

8　游离左侧输尿管，暴露伴随的生殖静脉并保护（图4-25-10）。于输尿管上端再次用Hem-o-lok阻断（图4-25-11）。

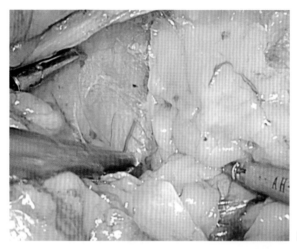

图4-25-9　游离肾周脂肪与腹膜

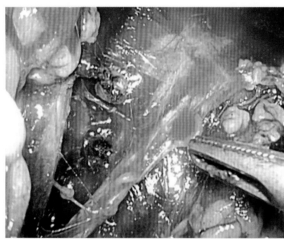

图4-25-10　游离输尿管并保护生殖静脉

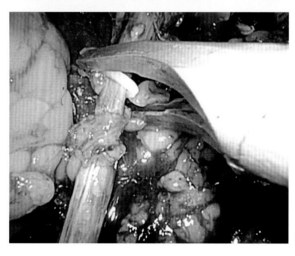

图4-25-11　阻断输尿管上端

9 考虑患者高龄、贫血等情况，经腹膜后腔途径尽量向下游离左侧输尿管，于左侧输尿管跨髂外动脉处附近再次用Hem-o-lok夹闭输尿管，并切断输尿管（图4-25-12，图4-25-13）。

10 继续沿肾周脂肪囊各面进行游离（图4-25-14），术中未见肾盂肿瘤侵及肾上腺，故结合患者病情，给予保留同侧肾上腺（图4-25-15）。

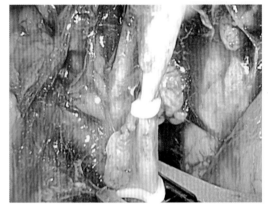

图4-25-12 尽量向下游离输尿管并再次阻断

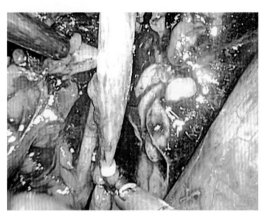

图4-25-13 切断输尿管

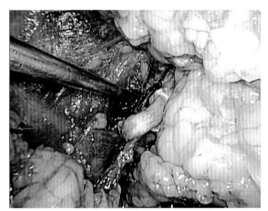

图4-25-14 游离肾周脂肪囊（一）

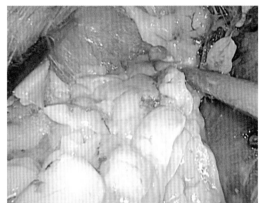

图4-25-14 游离肾周脂肪囊（二）

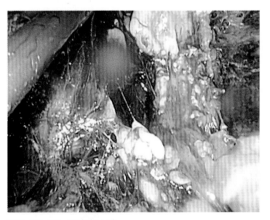

图4-25-15 保留肾上腺

⑪ 将肾脏完全游离后，检查肾门血管断端、肾上腺等部位，充分止血（图4-25-16，图4-25-17）。

⑫ 仔细止血后，经辅助孔置入标本袋，将左肾及输尿管置入袋中。放置引流管。最后扩大辅助孔切口后，将标本完整取出。

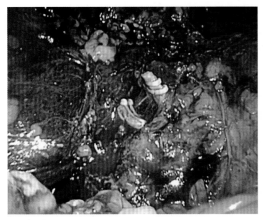

图4-25-16　检查肾门血管断端

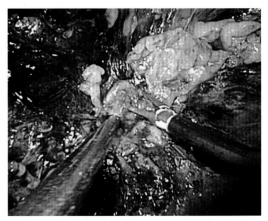

图4-25-17　检查肾上腺区域

专家点评　该患者因血尿发现左肾盂占位，结合影像学表现考虑肾盂癌。肾盂癌的手术切除范围包括肾脏、全段输尿管及输尿管开口周围的部分膀胱。上尿路上皮癌很少发生肾上腺转移，当肿瘤局限于肾盂而且术前影像学及术中均未发现肾上腺异常时，无需常规切除肾上腺。因患者既往宫颈癌并行放化疗，盆腔粘连严重，因此，行左肾切除术+左输尿管部分切除术，术中先于较低位置解剖出输尿管并进行阻断，以防术中肿瘤细胞向下扩散。入路选择传统腹膜后腔入路，患者侧卧位，术中尽量向远端解剖输尿管，于输尿管跨髂血管处离断输尿管。

第五章

膀胱手术

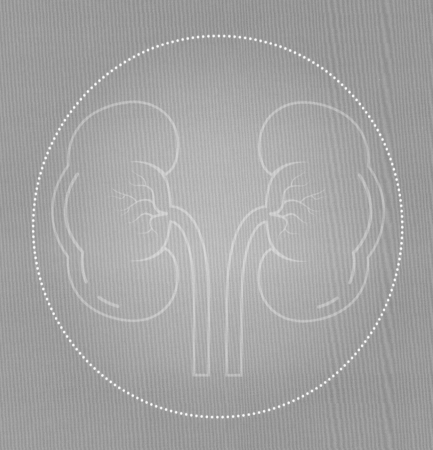

腹腔镜经腹腔全膀胱切除术

病历摘要

主诉： 诊断膀胱癌1年余，TURBT术后1年及5个月，新辅助治疗后1个月。

病史： 男性，46岁。患者2021年6月因肉眼血尿就诊于外院，泌尿系统超声提示膀胱肿物（具体不详），遂就诊于我院，行CTU提示膀胱左侧壁直径约1.1cm肿物，余未见明显异常。膀胱镜检提示膀胱左侧壁基底宽肿物，直径1.5cm。2021年8月在全麻下行经尿道膀胱肿瘤电切术，病理：膀胱高级别间质浸润性尿路上皮癌，未见肌层浸润。术后行15程卡介苗灌注治疗，无特殊不适。其间规律复查未见异常，2022年4月患者复查膀胱镜提示膀胱左侧壁及输尿管口可见宽基底块状隆起，直径约1.5cm；CTU：膀胱左侧壁及左输尿管口周围见片状高强化影，大者直径约0.9cm，排泄期充盈缺损，考虑膀胱癌复发，遂于2022年5月行经尿道膀胱肿瘤电切术。病理：高级别间质浸润性尿路上皮癌，未见肌层浸润，考虑膀胱癌复发。排除化疗禁忌后，于2022年7月开始行吉西他滨+顺铂新辅助静脉化疗，目前已行2个疗程，患者耐受良好。近期患者复查胸腹盆增强CT提示双肺下叶散在微结节大致同前，膀胱左侧壁及左输尿管口周围稍增厚伴异常强化，较前显示清晰（图5-26-1）。现患者为行根治性膀胱切除术收入我院。

既往史： 高血压13年，最高达160/100mmHg，口服替米沙坦80mg qd，血压控制可。高脂血症13年，目前口服瑞舒伐他汀5mg qn。余无特殊。

查体： 生命体征平稳，心肺腹查体无特殊，膀胱区无充盈、压痛。

影像资料

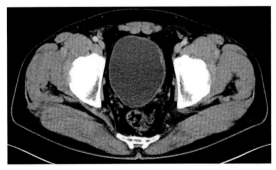

图5-26-1　膀胱增强CT
注：膀胱左侧壁增厚伴异常强化。

术前评估

患者目前膀胱高级别尿路上皮癌诊断明确，T1N0M0，经卡介苗灌注后仍有肿瘤复发，未见明确远处转移，考虑行根治性膀胱切除术指征明确。手术方式为腹腔镜根治性膀胱切除术+回肠膀胱术。

手术过程

1. 麻醉成功后，患者取仰卧位，常规消毒、铺巾。
2. 气腹建立后，分别于脐上、左右侧腹直肌外侧脐下2cm处置入10mm Trocar，右侧麦氏点置入5mm Trocar。
3. 探查腹腔内脏器，于右侧输尿管跨越髂血管处打开后腹膜，切开找到并游离右侧输尿管尽可能向下至近膀胱处，近端输尿管游离约10cm备用，注意保护输尿管的血运（图5-26-2）。清扫右侧髂外动脉、髂内动脉及闭孔淋巴结（图5-26-3，图5-26-4）。同法处理左侧输尿管及淋巴结。
4. 向上提起膀胱，显示并打开膀胱直肠陷凹（图5-26-5），游离膀胱后壁直至与前列腺交汇处，切断输精管，游离精囊腺。

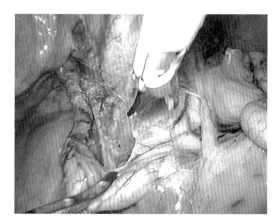

图5-26-2 游离右侧输尿管

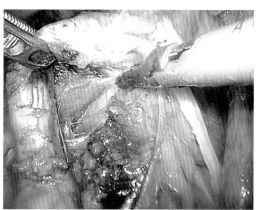

图5-26-3 清扫髂血管旁淋巴结

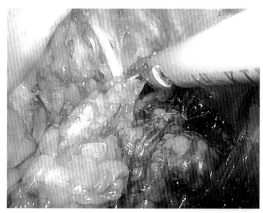

图5-26-4 清扫闭孔神经旁淋巴结

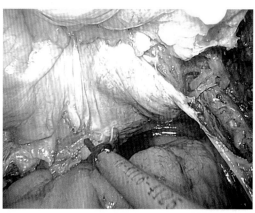

图5-26-5 打开膀胱直肠陷凹

⑤　向上提起输精管和精囊腺使Denonvillier筋膜保持一定张力，切开Denonvillier筋膜看到直肠前脂肪组织，于直肠前方向前游离直至近前列腺尖部，使前列腺与直肠分离（图5-26-6）。

⑥　游离膀胱前壁（图5-26-7），显露耻骨后间隙，3-0 v-loc线缝扎DVC（图5-26-8）；游离前列腺两侧，切开阴茎背深静脉。

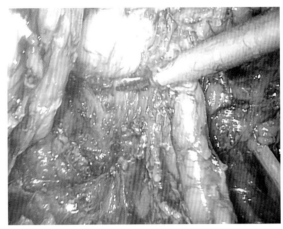

图5-26-6　游离精囊腺，于直肠前方向前列腺尖部游离

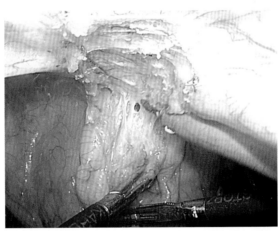

图5-26-7　游离膀胱前壁

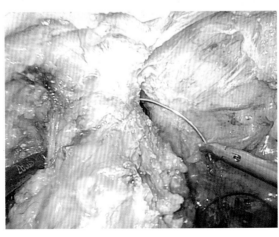

图5-26-8　3-0 v-loc线缝扎DVC

7 切断两侧膀胱侧韧带及前列腺侧韧带直至前列腺尖部。

8 双侧输尿管于近膀胱处切断，将膀胱、精囊腺、前列腺一并切除，延长脐下切口约6cm，取出标本。

9 于回盲瓣近端约15cm切取15cm左右回肠段，保留肠系膜血运，回肠断端行端端重建吻合，缝合系膜防止内疝，封闭所取回肠段近端，双侧输尿管内分别置单J管1根，两输尿管远端分别与回肠段近端行端侧吻合。

10 回肠段远端于右下腹壁开口造瘘，两根单J管从造瘘口引出，仔细止血满意后，留置盆腔引流管一根，清点纱布器械无误，逐层缝合切口，手术结束。腹壁造瘘口处扣造口袋引流。

根治性膀胱切除术由于手术步骤较多，难度大，容易发生并发症。

1 游离输尿管：由于回肠膀胱的腹壁造口位置位于右下腹，尤其需要充分游离左侧输尿管，但也需要注意游离输尿管过长可能影响输尿管血供并导致输尿管出现扭曲，影响排尿。

2 保膀胱侧蒂和前列腺侧蒂的游离：在游离时助手可通过将精囊腺和精囊向反方向牵拉以保持Denonvillier筋膜的张力，可通过Hem-o-lok紧贴前列腺包膜切断侧蒂血管，对于尿控、性功能要求高的患者，可以通过钝性剥离NVB的方法进行。

病历摘要

主诉： 排尿后血压升高伴头痛1年余，发现膀胱肿物4个月。

病史： 女性，31岁。患者自2021年3月开始出现发作性头痛，发作时伴血压升高，无心悸、大汗，多于排尿后或活动后出现，发作时血压最高达200/110mmHg，10min内症状可自行缓解。于当地医院就诊完善颅脑磁共振、心脏超声等检查，未见明显异常，予患者降压药物口服对症治疗，血压控制欠佳。2021年8月进一步于外院行肾上腺增强CT检查发现左肾上腺肿物，大小约1.4cm×0.9cm，2021年8月5日于外院行腹腔镜左侧肾上腺全切术。外院病理：左侧肾上腺节细胞神经瘤。我院病理科会诊结果：（左肾上腺）肾上腺组织周围可见神经节组织。患者术后高血压稍缓解，仍有阵发性血压升高伴头痛，多于排尿后5～10min发作。2021年12月于我院泌尿外科门诊就诊，完善胸腹盆增强CT检查，发现膀胱左后方可见结节状软组织密度影，边缘光整、清晰、密度均匀，CT值约42HU，最大截面约21mm×15mm，膀胱后壁呈受压改变，增强扫描均匀强化，静脉期CT值约68HU，考虑良性病变可能（图5-27-1，图5-27-2）。完善肾上腺髓质全身显像检查：膀胱左后壁软组织结节，放射性摄取增高，考虑为副神经节瘤。完善18F-MFBG PET/CT检查提示膀胱左后壁放射性摄取增高。内分泌化验提示血NMN 2.28nmol/L（↑），考虑诊断为膀胱副神经节瘤。2022年1月26日开始口服酚苄明药物准备，起始剂量5mg bid，目前逐渐加量至10mg bid。患者目前阵发性头痛症状好转，无心悸、大汗，无四肢发凉、肢端湿冷，轻度鼻塞，四肢温暖，监测血压、心率平稳，为进一步手术治疗收入院。

患者近期精神、睡眠、食欲可，二便如常，药物准备以来体重增加2kg左右。

既往史： 平素体健。

查体： 神志清，精神可，血压108/86mmHg，心率92次/分，心肺腹查体无特殊；双肾区无包块、无叩击痛，双侧输尿管走行区无压痛，耻骨上区无压痛，未触及充盈膀胱。

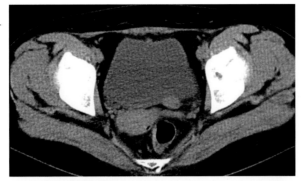

图5-27-1 腹盆增强CT（平扫期）

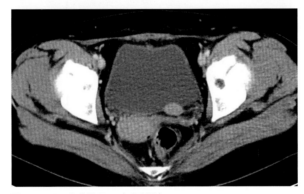

图5-27-2 腹盆增强CT（动脉期）

　　患者腹盆增强CT检查提示膀胱后壁软组织结节伴强化，大小约2.1cm×1.5cm。MIBG检查可见放射性摄取，提示副神经节瘤可能。内分泌化验提示血NMN水平升高，结合患者排尿后发作性血压升高伴头痛的临床表现，考虑诊断为膀胱副神经节瘤，诊断基本明确，手术适应证明确。

　　进一步补充评估心肺功能，未见明显异常。术前口服酚苄明药物准备充分，检测血压、心率平稳，无体位性低血压或高血压发作。手术方式为经腹腹腔镜联合膀胱镜下膀胱副神经节瘤切除术。

手术过程

1 患者体位采用仰卧位/截石位，采用插管全麻。常规消毒铺单（图5-27-3，图5-27-4）。

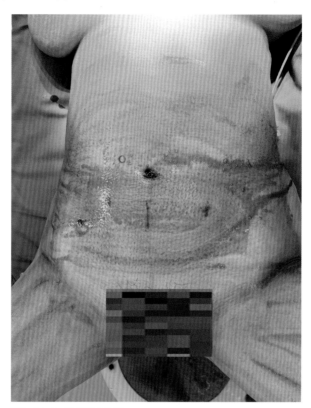

图5-27-3　腹部戳孔位置

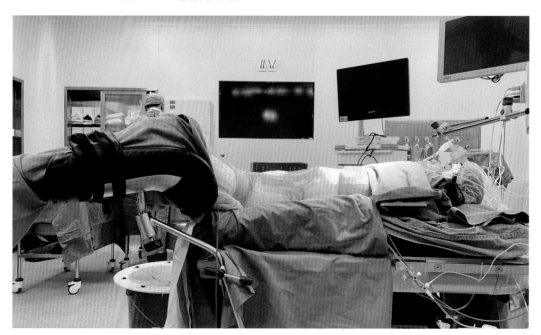

图5-27-4　患者体位

2　经腹通道建立气腹，置入腹腔镜手术鞘，本例手术采用4孔（5mm、10mm
　　各2个）。

3　辨认腹膜反折，识别膀胱位置（图5-27-5），经尿道先后置入膀胱镜外鞘
　　和30度膀胱镜，沿导丝向左侧输尿管口逆行置入Fr6输尿管支架管，在膀
　　胱镜下找到肿瘤位置，在腹腔镜下识别膀胱镜光源位置（图5-27-6）。

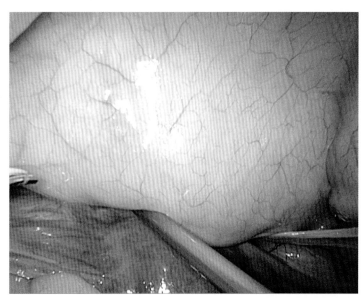

图5-27-5　腹腔镜下辨别膀胱

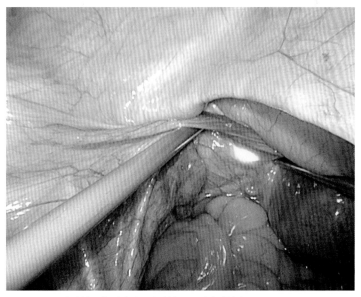

图5-27-6　膀胱镜下找到肿瘤，腹腔镜下识别膀胱镜光源

4 膀胱镜引导下，应用超声刀沿肿瘤边缘在膀胱表面腹膜反折处标记肿瘤范围，器械碰触肿瘤反馈辅助，在腹腔镜下和膀胱镜下联合确认标记范围（图5-27-7）。

5 在膀胱镜辅助引导下，沿标记处逐层切开腹膜、膀胱壁，将肿瘤完整切除，注意避免损伤输尿管（图5-27-8，图5-27-9）。

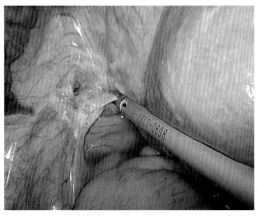

图5-27-7 双侧联合定位标识

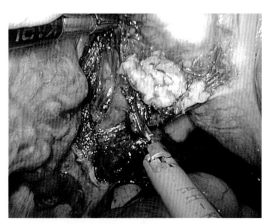

图5-27-8 逐层切开腹膜、膀胱壁

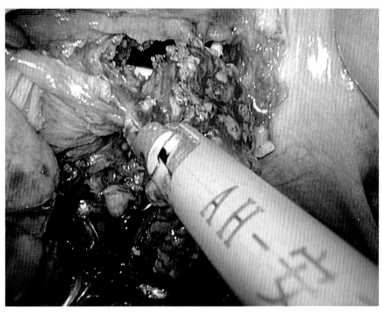

图5-27-9 切除肿瘤

6　将肿瘤置入标本袋中。使用3-0 v-loc线连续缝合膀胱壁全层，缝合顺序建议从创面最低点开始进针，向膀胱顶部方向连续缝合，缝合时应确保膀胱黏膜的对合，避免缝到输尿管口或输尿管支架管（图5-27-10）。

7　膀胱注水实验检查创面是否漏尿，然后使用3-0 v-loc线连续缝合关闭腹膜（图5-27-11），检查创面有无活动性出血，放置引流管，取出标本（图5-27-12）。

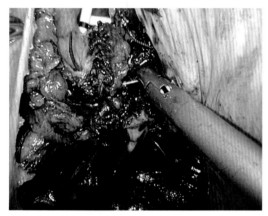

图5-27-10　连续缝合膀胱切口（一）

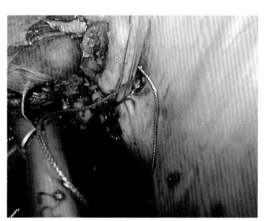

图5-27-10　连续缝合膀胱切口（二）

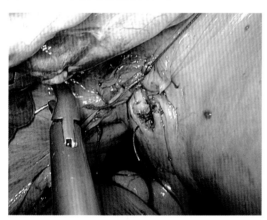

图5-27-11　关闭腹膜

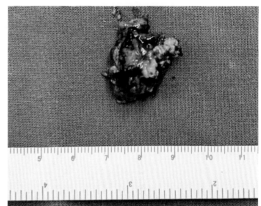

图5-27-12　组织标本

1 术前诊断和药物准备的重要性：嗜铬细胞瘤/副神经节瘤的诊断应完善腹腔和盆腔的增强CT影像学检查，避免遗漏膀胱副神经节瘤的发现。应完善内分泌化验、MIBG等核医学检查辅助副神经节瘤的确诊。术前需应用α受体阻滞剂进行充分的药物准备，以免术中血流动力学指标波动过于剧烈。术中需与麻醉医生密切配合，维持患者血流动力学稳定。

2 肿瘤的定位和切除：由于膀胱副神经节瘤通常体积较小，手术的难点在于肿瘤的准确定位。单纯通过腹腔镜观察难以准确定位肿瘤位置，建议联合膀胱镜检查进行肿瘤定位，结合器械碰触的反馈效果标记肿瘤范围。建议术中留置输尿管支架管，避免在切除肿瘤或缝合创面的过程中损伤输尿管。切除肿瘤应彻底，避免遗漏肿瘤组织。

3 创面缝合：缝合时应注意膀胱黏膜对合严密，建议从创面最低点开始向活动度更大的膀胱顶部顺序缝合，缝合结束后进行膀胱注水试验，避免因缝合不严密导致的漏尿。

病历摘要

主诉：宫内节育器置入术后26年，发现膀胱异物4个月。

现病史：女性，52岁。患者26年前为避孕行宫内节育器置入术，后未再关注节育器相关情况。9个月前无明显诱因下出现尿痛不适，无血尿，无腰酸、腰痛，无发热、畏寒，未重视。4个月前因尿痛加重，于外院行彩超提示膀胱壁内异常回声，进一步行CT提示膀胱旁见异常致密灶，约3.5cm，考虑宫内节育器膀胱异位可能。于我院就诊，复查彩超提示膀胱右侧壁强回声团，不除外节育器异位，并完善下腹平片提示盆腔左侧见"T"形致密影。门诊给予左氧氟沙星口服抗感染治疗，目前尿痛症状好转。

既往史：无特殊。

婚育史：适龄婚育，G3P1。

月经史：初潮15岁，行经天数7天，月经周期28天，末次月经50岁。

查体：生命体征平稳，心肺听诊无特殊，两肾区无隆起，无叩击痛，沿两侧输尿管走行区无压痛，膀胱区无充盈，无压痛。

辅助检查

1. 经阴道妇科彩超：膀胱右侧壁见强回声，长约1.2cm，后伴声影，子宫、双附件区未见明显异常（图5-28-1）。

2. 腹盆CT平扫：膀胱右上壁可见"T"形高密度影，与膀胱壁分界欠清（图5-28-2）。

3. 下腹平片（俯卧位）：盆腔右侧见"T"形致密影（图5-28-3）。

4. 膀胱镜检：膀胱右顶侧壁可见膀胱黏膜下1条索影，长约2cm，表面可见结石形成，并嵌入膀胱壁内（图5-28-4）。

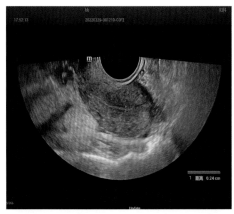

图5-28-1　彩超检查

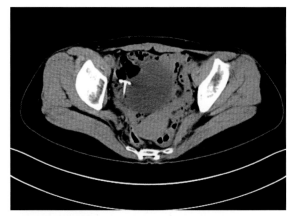

图5-28-2　腹盆CT

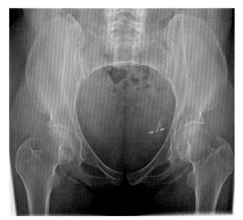

图5-28-3　下腹平片

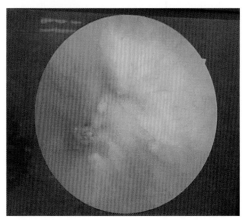

图5-28-4　膀胱镜检查

术前评估

　　患者病程中有尿痛症状，考虑存在尿路感染，门诊给予左氧氟沙星片治疗后尿痛症状好转，查尿常规未见尿白细胞增多。术前评估心肺功能，未见明显异常。

　　综合患者病史、既往史及影像学检查结果，考虑为宫内节育器（intrauterine device，IUD）膀胱异位，拟采取经腹腹腔镜膀胱异物取出术，术前1天给予肠道准备。

手术过程

1. 采用平卧位，插管全麻，留置尿管，常规消毒铺单。

2. 脐上缘切口，置入10mm Trocar作为观察孔，建立气腹，并直视下于脐下2cm两侧腹直肌外侧缘分别置入5mm及10mm Trocar各1根作为操作孔。

3. 腹腔镜下观察异位IUD与膀胱壁的关系，见IUD位于膀胱顶壁偏右侧，表面覆盖的腹膜成瘢痕样改变，子宫正常，远离异物（图5-28-5）。

4. 沿异位IUD外侧缘切开膀胱右侧顶部腹膜，显露膀胱右侧壁（图5-28-6）。

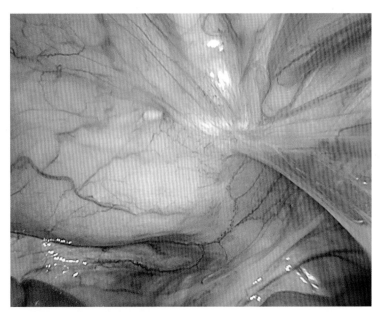

图5-28-5 腹腔镜下异位IUD位置

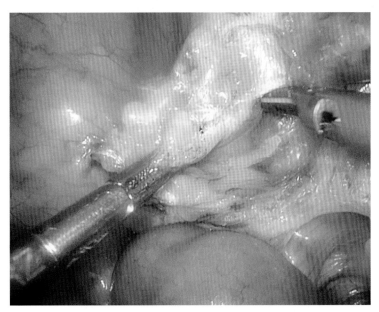

图5-28-6 打开腹膜

⑤ 沿异位IUD其他边切开腹膜，显露周围膀胱壁（图5-28-7）。

⑥ 切开膀胱壁，显露膀胱腔（图5-28-8），见异物表面附着一结石，大小约1cm，并嵌入膀胱组织内（图5-28-9）。

⑦ 沿异位IUD周边切除部分膀胱壁，完整切除异物及周围炎症组织，术中需注意避免切除过多正常膀胱壁组织（图5-28-10）。

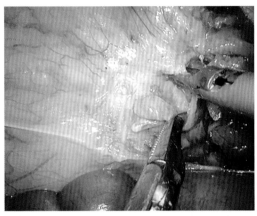

图5-28-7 继续打开腹膜

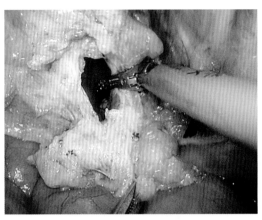

图5-28-8 打开膀胱壁

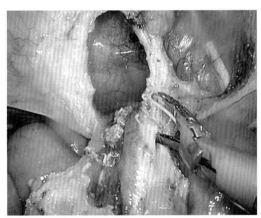

图5-28-9 异物嵌入膀胱壁，附有结石

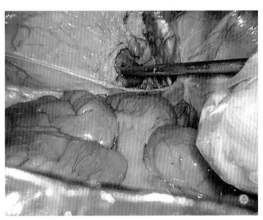

图5-28-10 切除部分膀胱壁

8. 将标本置入标本袋内，并将标本袋置于10mm Trocar下。

9. 以3-0 v-loc线连续全层缝合膀胱壁，必要时可充盈膀胱评估膀胱是否缝合严密（图5-28-11）。

10. 以3-0 v-loc线连续缝合腹膜切口（图5-28-12），并预留1引流管孔后放置引流管。

11. 取出标本袋，缝合切口，标本体外分离，见异物为"T"形节育器，为塑料材质，较软，尾部附着有尾丝（离体解剖时断裂）（图5-28-13）。

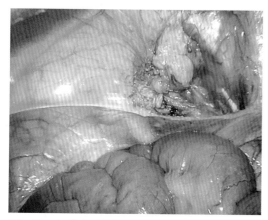

图5-28-11　缝合膀胱壁

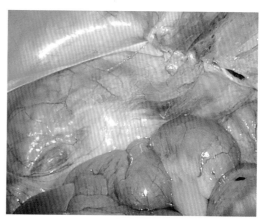

图5-28-12　缝合腹膜

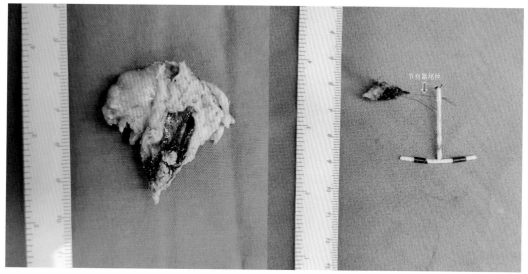

图5-28-13　切除膀胱组织和异物

1 IUD异位目前机制不明，可能与瘢痕子宫或放置IUD时子宫损伤有关。本例患者为顺产，并不存在瘢痕子宫。然而，患者在产后2个月哺乳期内置入IUD，此时子宫较软，操作不当易造成内膜损伤甚至直接宫体穿孔，从而导致IUD异位。正常情况下，因膀胱后壁紧邻子宫，IUD膀胱异位常见于膀胱后壁。但本例患者IUD的膀胱异位位置与子宫相距较远，可能与顺产后子宫复旧不全，宫体变大并紧贴膀胱顶侧壁有关。在这种情况下，IUD异位出宫腔并附着于膀胱顶侧壁，而后子宫复旧以及绝经后的子宫萎缩，宫体逐渐远离异位的IUD，从而出现异位的IUD远离子宫现象。但也不能除外IUD穿透宫体后游离于腹腔，再异位至膀胱这一途径的可能。

2 IUD膀胱异位最常见的症状是下腹部疼痛及尿路感染相关症状，这与IUD异位的位置相关。本例患者因IUD包埋于膀胱壁内，初始无明显症状。而后由于局部慢性炎症反应等因素，IUD向膀胱腔内移位，最终引发尿频、尿急及尿痛等症状。IUD显露于膀胱腔后，引起尿中钙盐沉积并局部形成附壁结石，进一步加重患者的尿路刺激症状，且单纯的抗生素治疗效果并不明显。IUD的附壁结石持续增大并形成膀胱结石，产生的拖拽效应使IUD脱离膀胱壁，最终形成完全游离于膀胱腔内的活动性膀胱结石。移动的膀胱结石易堵塞尿道内口，使患者出现排尿中断症状，并易损伤膀胱黏膜而引起肉眼血尿。异位IUD的长期慢性炎症刺激，可使局部尿路上皮鳞状化生，甚至并发膀胱鳞状细胞癌。

3 IUD完全膀胱壁内异位的主要治疗手段是开放性或腹腔镜下膀胱部分切除术，术前需要完善CT及膀胱镜检查，评估IUD的位置情况。对于IUD主体位于膀胱浅肌层内的患者，也可以选择经尿道电切手段取出IUD。但经尿道电切存在术后膀胱穿孔而漏尿的风险，甚至需要二次手术修补膀胱。同时，有些IUD由于质地较硬、体积较大或嵌入膀胱壁内过深，并不适合从尿道取出，需要经尿道电切联合经腹腔手术才能最终取出。

4 本例患者考虑IUD完全异位于右侧膀胱壁内，并且形成附壁结石，综合考虑选择腹腔镜膀胱异物取出术。术中注意需完整切除IUD及附壁结石，并需要注意周围膀胱壁有无存在恶性病变可能。缝合膀胱选择全层连续缝合，必要时可加固缝合，并可尝试行膀胱注水试验评估膀胱的缝合严密性。

第六章

前列腺手术

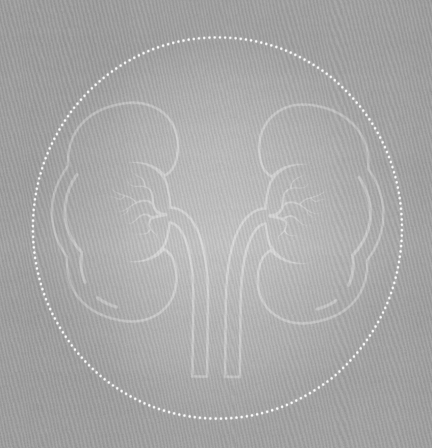

主诉： 发现PSA升高8年余，确诊前列腺癌1月余。

病史： 男性，64岁。患者8年前体检发现tPSA增高，约5ng/ml，夜尿3次，余无明显不适，未诊治。之后定期监测tPSA，2016年检查tPSA 7.63ng/ml，遂于外院行前列腺穿刺活检术，术后病理可见小团不典型腺体，亦未治疗。之后患者定期监测tPSA并提示逐渐升高（具体不详），近两年患者出现排尿无力，夜尿约4次/晚，未处理。2022年3月复查tPSA 10.57ng/ml。患者就诊于我院门诊查前列腺动态增强MRI提示前列腺左叶、移行带及外周带可见团片状病灶，边缘模糊，T2WI低信号，DWI高信号，ADC值降低，PI-RADS评分5分；DCE：PI-RADS 评分+；侵及前列腺周围包膜和左侧神经血管束，未侵及精囊腺、膀胱颈、直肠、盆底肌；考虑前列腺左叶移行带及外周带异常信号，考虑前列腺癌可能性大（图6-29-1）。患者2022年5月复测tPSA 13.44ng/ml，考虑tPSA逐渐升高，遂于2022年6月行前列腺穿刺活检术，病理：（前列腺穿刺第10针）前列腺腺癌（Gleason 评分 4+3，WHO分级分组3）；余未见癌。全身骨显像未见明确骨转移。考虑局部进展性前列腺癌，为行手术收入我院。

既往史： 高血压十余年，最高150/90mmHg，目前口服苯磺酸左氨氯地平2.5mg qd，血压控制在130/70mmHg；发现双侧颈动脉斑块3年余，长期口服阿司匹林100mg qd+匹伐他汀2mg qn，目前阿司匹林已停用7天，余无特殊。

查体： 前列腺指诊未扪及明显质硬结节，退指无血染。

影像资料

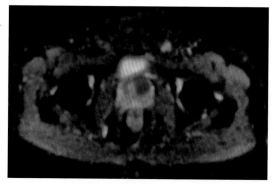

图6-29-1　前列腺动态增强MRI
可见前列腺左叶病灶，ADC 值降低

术前评估

　　患者前列腺穿刺活检提示前列腺癌诊断明确，ISUP分组3，tPSA 13.44ng/ml，前列腺动态增强MRI提示前列腺癌侵及前列腺周围包膜、左侧神经血管束。全身骨显像未见骨转移。目前考虑局部进展性前列腺癌。手术适应证明确。

　　手术方式为腹腔镜经腹膜外腔根治性前列腺切除术。

手术过程

1. 麻醉成功后，患者取仰卧头低位。常规消毒、铺巾，留置尿管。
2. 取脐下纵切口约3cm，切开皮肤、皮下、腹直肌前鞘，示指钝性分离腹直肌后、腹膜外组织，分别于左、右腹直肌旁脐下5cm水平、右髂前上棘内上方处穿刺置入Trocar。
3. 于脐下置入腹腔镜，镜下分离Retzius间隙，清除前列腺前面、膀胱颈部及盆内筋膜表面的脂肪组织。
4. 于前列腺外侧分别切开两侧盆筋膜，推开盆壁肌肉，向前列腺尖部游离（图6-29-2）。

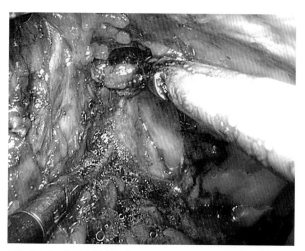

图6-29-2　切开右侧盆筋膜

5 切断耻骨前列腺韧带（图6-29-3），然后1-0 v-loc线缝扎阴茎背静脉复合体（DVC）（图6-29-4）。

6 辨别膀胱颈部并切开，将膀胱颈部与前列腺离断（图6-29-5）。

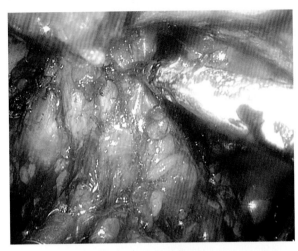

图6-29-3 切断耻骨前列腺韧带

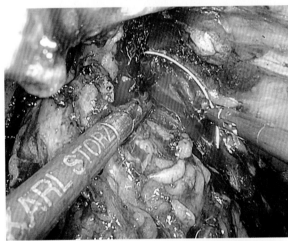

图6-29-4 1-0 v-loc线缝合DVC

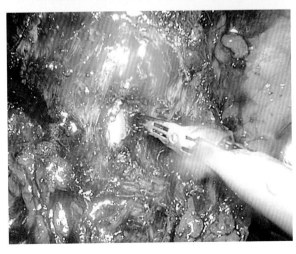

图6-29-5 切开膀胱颈前壁显露尿管

> 7　分离出两侧输精管及精囊腺，切断输精管并向腹侧牵开，显露Denonvillier 筋膜，筋膜与直肠粘连紧密，仔细分离粘连（图6-29-6）。

> 8　切开Denonvillier筋膜前层，沿前列腺筋膜外间隙充分游离前列腺后壁（图6-29-7）。

> 9　进一步沿前列腺两侧游离，切断前列腺侧韧带（图6-29-8）。

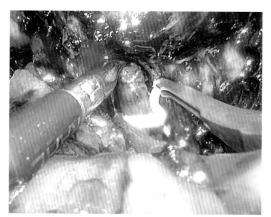

图6-29-6　夹闭并离断右侧输精管

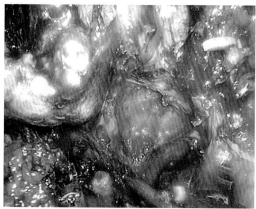

图6-29-7　充分游离精囊腺后，切开Denonvillier筋膜前层，向前列腺尖部游离

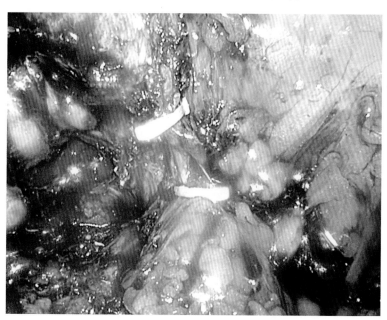

图6-29-8　夹闭并离断前列腺侧蒂

10　游离出长段尿道后紧贴前列腺尖部切开尿道前壁，退出尿管后切断尿道后壁。完整切除前列腺及精囊腺送病理（图6-29-9）。

11　创面仔细止血后，以3-0 v-loc线连续缝合尿道及膀胱颈部，完成尿道重建（图6-29-10）。经尿道向膀胱内置入18号双腔导尿管1根。

12　仔细止血，见无活动性出血后，取出标本，放置耻骨后引流管1根，逐层缝合，关闭切口，结束手术。

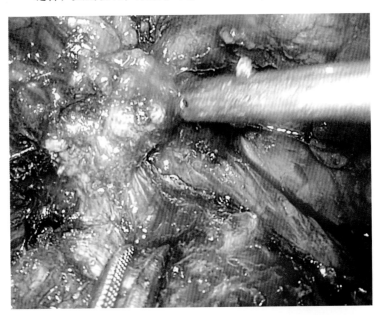

图6-29-9　游离出长段尿道

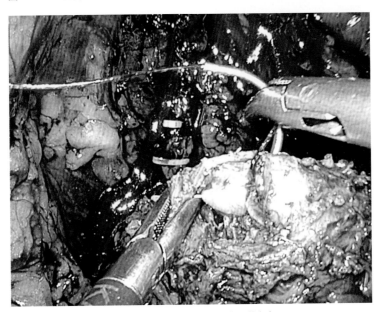

图6-29-10　以3-0 v-loc线自5点钟方向开始行膀胱尿道吻合

1 保留性功能方面：筋膜间和筋膜内技术是目前保留性功能的最主要技术，筋膜内技术中，前列腺的游离紧贴前列腺包膜进行，因此，保护了盆筋膜、耻骨前列腺韧带和DVC，最大限度地减少了损伤性神经的风险。筋膜间技术通过在前列腺筋膜和盆筋膜之间进行游离，也较好地保留了性神经。

2 保护尿控功能方面：VIP技术和面纱技术通过对神经的保护同样使得患者的尿控功能得到了明显的改善。近年发现，保留足够的尿道长度、保护耻骨前列腺复合体、保留逼尿肌围裙、前重建技术、后重建技术及膀胱颈部重建等技术要点也对保护尿控功能有很重要的作用。

控制肿瘤、保留尿控功能和保留性功能是前列腺癌根治手术的目标。近年来，由于对前列腺解剖研究的逐渐深入，一些与保留功能相关的解剖结构和手术技术被发现，使得患者在根治性前列腺切除术后的功能恢复得到了很大的改观。

病历摘要

主诉：PSA升高3年，诊断前列腺癌1月余。

病史：男性，63岁。患者近3年每年体检PSA均提示升高，约7ng/ml（具体不详）。2022年7月24日外院查PSA-T 8.370ng/ml，F/T 0.194。2022年7月26日前列腺MRI见前列腺底部移行带11-12点异常信号，建议穿刺活检除外前列腺癌；前列腺增生、炎症；前列腺外周带中间部囊肿。2022年7月27日泌尿系统超声提示前列腺增生伴局部钙化，前列腺大小约3.79cm×4.96cm×2.81cm，内腺宽约2.38cm，实质回声欠均匀，局部可见强回声团，未见明显异常血流信号。2022年7月28日局部麻醉下行经直肠前列腺穿刺活检术，术后病理：（左5针、右5针）前列腺腺癌，Gleason评分3+3，WHO分级分组1。遂于我院泌尿外科门诊就诊，查全身骨显像：右侧顶枕交界处及左侧第9前肋点状放射性摄取增高影，良性可能，建议随诊观察；余全身骨显像未见异常。门诊以前列腺癌收入院手术治疗。

既往史：高血压病7~8年，口服苯磺酸左氨氯地平5mg qd；慢性阻塞性肺疾病7年，目前吸入布地奈德福莫特罗320μg qd；糖尿病1个月余，口服二甲双胍0.5g bid；颈椎病3年，间断口服布洛芬。1989年行双侧鼻息肉切除术，1990年行左侧附睾囊肿切除术。

查体：肛诊可触及肿大的前列腺，质韧，未触及明显结节，无明显压痛，退指无血染。余未见明显异常。

术前评估

入院后完善术前评估，凝血、输血8项、肝全+肾全+脂全、全血细胞分析、心电图未见明显异常。请麻醉科评估。请内分泌科医生协助稳定患者围手术期的血糖。除外手术禁忌后，根据患者病情，拟行机器人辅助腹腔镜前列腺癌根治术。

手术过程

1. 采用平卧头低足高位。术前于病房标记手术侧。采用插管全麻。常规消毒铺单。

2. 于脐上穿刺常规建立气腹，并置入8mm机器人用Trocar。腹腔镜直视下分别于两侧腹直肌外侧缘脐水平，右侧髂前上棘外上方，置入8mm机器人用Trocar，连接机器人1、3、4号臂，分别放置机器人器械。并于左侧髂前上棘上方穿刺做辅助孔。

3. 镜下分离剪开腹前壁腹膜进入耻骨后间隙，游离腹膜外脂肪组织，推开盆壁肌肉，向前列腺尖部游离。

4. 切断耻骨前列腺韧带，1-0 v-loc线缝扎阴茎背静脉复合体。

5. 辨别膀胱颈部并切开，将膀胱颈部与前列腺离断（图6-30-1，图6-30-2）。

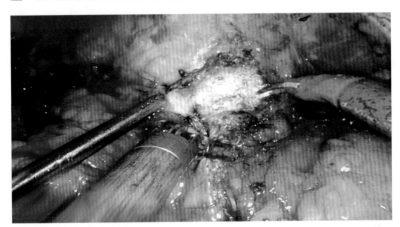

图6-30-1　辨认膀胱颈并切开

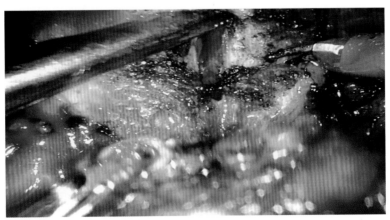

图6-30-2　离断膀胱颈和前列腺

6　切断两侧输精管，分离精囊腺。该过程中注意辨别精囊动脉，充分电凝止血（图6-30-3，图6-30-4）。

7　剪开Denonvillier筋膜，分离前列腺后壁直至前列腺尖部（图6-30-5）。过程中注意保护直肠前壁，避免损伤。

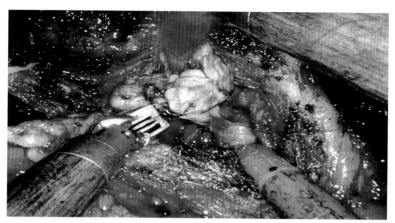

图6-30-3　分离精囊腺

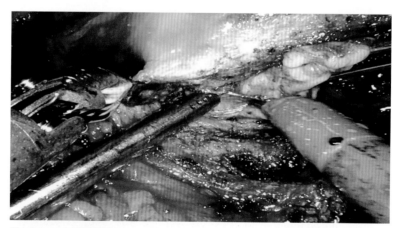

图6-30-4　切断输精管

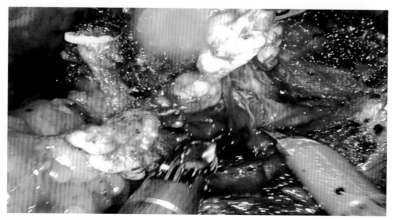

图6-30-5　分离前列腺后壁

8 进一步沿前列腺两侧游离，以Hem-o-lok夹闭后，切断前列腺侧蒂，游离腺体两侧直至前列腺尖部（图6-30-6）。前列腺侧蒂需充分游离，术中常因侧蒂游离不充分，导致组织较厚，无法以Hem-o-lok夹闭，离断后渗血明显。本例手术采用筋膜内前列腺癌根治术，即VIP技术，有效地保留了性神经的完整性和患者控尿能力。

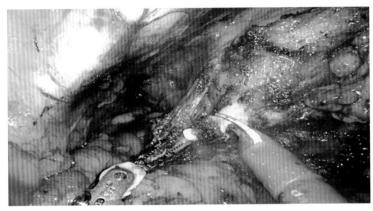

图6-30-6　离断前列腺侧蒂（一）

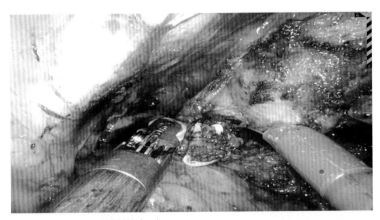

图6-30-6　离断前列腺侧蒂（二）

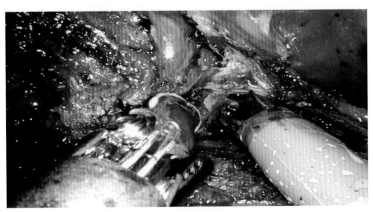

图6-30-6　离断前列腺侧蒂（三）

9　于阴茎背静脉下方、前列腺尖部显露并切断尿道，保留约1cm尿道组织，将前列腺切除（图6-30-7，图6-30-8）。

10　再用3-0 v-loc线将膀胱颈部与尿道断端行连续吻合（图6-30-9），吻合满意，经尿道向膀胱内置18号双腔尿管1根。

11　仔细止血，见无活动性出血后，取出标本。

12　放置盆腔引流管1根，逐层缝合，关闭切口，结束手术。

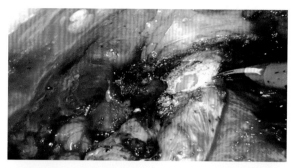

图6-30-7　切断前列腺和尿道

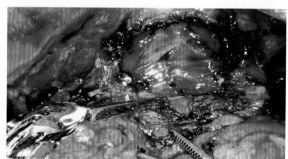

图6-30-8　完全切除前列腺

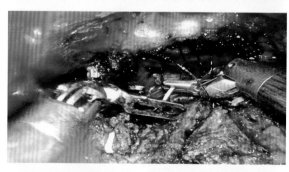

图6-30-9　缝合膀胱颈和尿道（一）

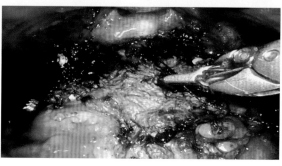

图6-30-9　缝合膀胱颈和尿道（二）

1 术式的选择：本例患者PSA-T 8.370ng/ml，F/T 0.194。MRI提示前列腺癌可能。穿刺病理诊断为（左5针、右5针）前列腺腺癌，Gleason评分3+3，WHO分级分组1。综合来看，患者前列腺癌低危，同时考虑到患者63岁并非高龄，在手术方式选择上，应在保证肿瘤完整切除的情况下，尽量保留性功能和控尿能力。因此，选择VIP技术，以最大限度保留性神经和控尿能力。

2 对于前列腺侧蒂的处理：前列腺侧蒂在离断前尽量充分游离后，再以Hem-o-lok夹闭。临床上常见由于侧蒂处理不充分，组织较厚，Hem-o-lok无法夹闭，离断后渗血严重的情况。因此，侧蒂的处理需注意以下2点：①夹闭前需充分游离侧蒂，使其达到满意厚度。②可选择合适型号的Hem-o-lok，此时选择大号（金色）Hem-o-lok为宜。